患者の声から理解する

心房細動診療の見方・考え方

西原崇創

三輪書店

▶▶▶ プロローグ

司会『では，先生．心房細動とは一体どのような病気なのですか？』

（ふ～ん．今日の"これからの健康"は心臓の病気か……．それにしても心房細動って聞いたことないな．いろいろな病気があるものだな．しかし，テレビもそんな誰もかからないような病気を取り上げても仕方ないと思うけどな……）

医師『え～実は，かなり古くから知られておりまして，1906年にアイントーベンという人が初めて心電図で記録をしました．私ども医師の立場から申し上げますと，外来でも非常に頻繁に拝見します』

司会『頻繁に先生方は診るんですね．なるほど．もう少し心房細動について細かく教えてください』

医師『はい．心房細動は心臓の病気，特に不整脈に分類される病気です．不整脈ですので，簡単に申し上げると脈の異常ということになります．心臓には心房と心室があります．細動は"細かく動く"と書きますが，細かく動いているのは心房とよばれる心臓のお部屋になります．おおむね数だけ数えれば，1分間に300回以上興奮している状況なのですが，実際には，非常に早く，かつ乱れているので痙攣しているような状態になります』

司会『そんなに早く動いていると，どのようなことが問題になりますか？』

医師『はい．大きく分けますと3つの問題に分けられると思います．まずは，脈が乱れて早くなりがちですので，患者さんの多くはなんらかのご症状を

iii

訴えます．動悸や胸の違和感ですね．ほかには胸が痛いと訴えられる方も
いますし，症状が強く動けなくなるほどの方もいます．片や，全くかほと
んど症状がない方もいます．このような場合，健診でたまたま見つかった
りするわけですが，気づくまでに時間が経ってしまっているので，病状が
進んでいる方が多いように思います』

(俺もたまにドキドキを感じることもあったけどな……．そういえば，最近は
あまり感じないな．だるかったり，胸焼けみたいなのはしょっちゅうあるけど
な．ま，酒の飲み過ぎか)

司会『では，先生，２つ目の問題点を教えてください』
医師『２つ目は，心不全との関連です．特に高齢者や心臓にもともと病気があ
　　る方で問題になりやすいのですが，脈が早く，乱れているので心臓が十分
　　に血液を送り出せない状況になります．少々専門的な話になりますが，心
　　房細動が引き金になって心不全に至る場合もありますし，心不全が結果と
　　して心房細動を誘発することも起こり得ます』
司会『いや～怖いですね．心臓に病気があると，この病気になりやすいという
　　ことなんでしょうか？』
医師『そうですね．その傾向はあります．最も問題となるのは，社会的に第一
　　線にいる方々の中にも，無視できない頻度でこの病気の方がいるという事
　　実です．高血圧や糖尿病，お酒も原因の一つですね』

(高血圧に酒……か．仕事帰りの一杯が楽しみで頑張っているのに，医者はな
んでも酒のせいにするな……)

司会『そうなんですね．私もけっこうお酒は好きなほうなので，気をつけない
　　といけないですね (笑)．では，先生，最後の３つ目を教えてください』

(なんだ．この司会も酒飲みか．番組終わって，後でこっそりとこの先生にい
ろいろ聞いてたりするんだろうな．じゃ，一杯やりながら話しましょう……な

んてさ．ははは……）

医師『はい．３つ目は心臓の病気であるにもかかわらず，脳梗塞の原因になる
　　　ということです．実は，これが最も重要で，動悸などの症状は病気の氷山
　　　の一角でしかありません．心房細動になると，心房はほとんど痙攣したよ
　　　うな状態になるので，機能しなくなります．心室へ血液を送り込むのが心
　　　房の役割ですが，その機能が損なわれ，結果として心房内の血液の流れが
　　　よどんでしまいます．そうすると血液はかたまりやすくなり，左心房の左
　　　心耳と呼ばれる袋のようなところで血栓が作られやすくなるわけです．そ
　　　して，生じた血栓がなんらかのきっかけで血流に乗ると，脳へ飛べば脳梗
　　　塞になりますし，他の臓器へ飛べば，血栓が飛んでいった先の臓器で問題
　　　となります．脳梗塞は非常に大きな障害を残し，生命も脅かされることに
　　　なります』
司会『いつ起こるかわからないわけですよね？　それは怖いですね．予防する
　　　手立てはないのですか？』

（とんでもない病気があるものだな．交通事故みたいなものじゃないか．そう
いえば，番組の始まりの時に，過去に有名人もこの病気で脳梗塞になったと言
っていたな）

医師『もちろん予防する方法はあります．ただ，皆さんが期待されるような民
　　　間療法的なもので有効なものはありません．血栓になりにくくする薬を定
　　　期的に内服することが大切です』

（なんだ……．結局，クスリか．クスリを飲みたくないから健康番組を見てい
るのに．クスリの話で終わりか．ま〜俺には関係ないか．酒は百薬の長だから
な……ははは．毎日クスリを飲んでいるようなものだな）

医師『ただ，心房細動のすべての方にこのようなお薬が必要なわけではありま
　　　せん．心房細動の原因は皆さん背景が異なりますし，症状のある人ない人

や年齢などでも，個々に異なります．ですので，患者さんに合わせた治療方針を考えることが必要になります』

司会『なるほど．先生，今日はありがとうございました．皆さんも心房細動と診断されたら，適切な医療機関にかかり，担当医師としっかりご相談ください』

（なんだか，ビールがまずくなるような話だったな．とりあえず，今の俺には関係ないから，もう一本呑んでおくか）

この本を読む際のヒント

　初めに書かれている小説風に書かれた物語の
みを流して読んでいただいてもいいですし、知
識の整理の部分だけを読んでいただいても結構
です。どのような読み方をしていただいてもそ
れは読者である皆さんにお任せします。
　ただ、**患者さんの声にどう応えれば
いいのか？**ということを常に考えながら読
み進めてください。それが本書に込めた私のメ
ッセージです。

CONTENTS

プロローグ iii

① 健診でみつかる 1

解説 1 心房細動の発症頻度――11

2-0 心房細動の発症リスク――12

2-1 高血圧と心房細動――13

2-2 糖尿病・耐糖能異常と心房細動――13

2-3 肥満と心房細動――14

2-4 飲酒と喫煙と心房細動――15

2-5 睡眠時無呼吸症候群と心房細動――16

3 心原性脳塞栓の予後――18

4 抗凝固療法――19

コラム ❶ 心房細動の症状――17

② はじめてかかった医者 21

解説 5 DOAC（NOAC）とワルファリンの作用機序の違い――38

6 リスクの層別化――40

7 心房細動の分類――42

8 心房細動におけるアスピリンの脳梗塞予防効果は――43

9 INRとワルファリンの管理基準――46

10 ワルファリンにおけるTTRとINRコントロールの重要性――48

11 ワルファリンの歴史――52

12-1 ダビガトラン───53

12-2 リバーロキサバン───54

12-3 アピキサバン───55

12-4 エドキサバン───56

コラム ❷ DAPT＋抗凝固薬3剤併用時は出血リスクをしっかり考慮───45

❸ ワルファリンナイーブと抵抗性───50

❹ 透析例での抗凝固療法（透析例では抗凝固療法は原則行わない）───58

❸ そして専門病院へ ···········59

解説 13 初めて発症したのではなく，初めて見つかった不整脈であるということ───78

14 心エコー検査───79

15 ホルター心電図───81

16 低侵襲の検査でも十分な説明は必要か？───83

17 基礎心疾患と抗不整脈薬の関係───85

18 高血圧と脳卒中の関係───87

19 アップストリームとは？───88

20 ACE阻害薬とARB───89

21 スタチン───90

22 ω3系不飽和脂肪酸は心房細動を抑制するか？───92

23 尿酸───94

24 抗不整脈薬投与後の予後───95

25 慢性期管理における心拍数コントロール（レートコントロール）の意義───97

26 ジゴキシンとβ遮断薬───103

27 電気的除細動───107

コラム ❺ 医療者として患者に臨む姿勢───84

❻ 心拍数コントロールとリズムコントロール（抗凝固療法を適切に行うと，リズムコントロールと心拍数コントロールとで予後に差はありません）───99

ix

❼ 抗不整脈薬の意義（ざっくりと言えば，抗不整脈薬は，QOLを高めるためにある）――― 102

❽ アミオダロン（心拍数コントロール薬としてのアミオダロンも覚えておこう）――― 105

④ 仕事先での出来事 ――― 109

解 説 28 臨床試験における出血の定義――― 113

29 HAS-BLEDスコア――― 115

30 出血後の抗凝固療法の再開について――― 117

31 抜歯などでは抗凝固薬はどうするか？――― 121

コラム ⑨ 重大な出血への対処（DOACは有用な薬剤ですが，出血への対処が今のところやっかいです）――― 119

⑤ そしてこれから ――― 123

解 説 32 アブレーションの適応――― 129

33 心房細動の起源としての肺静脈――― 131

34 心房細動発生維持のメカニズム――― 133

35 アブレーションの進歩――― 135

36 アブレーションの合併症――― 141

37 アブレーションの効果と予後――― 143

コラム ⑩ 左心耳閉鎖デバイス（抗凝固療法を長期適応できない脳卒中高リスク例に朗報）――― 138

⑪ 抗不整脈薬とIc flutter――― 140

エピローグ ――― 147

文献一覧 ――― 149

▶▶▶ 健診でみつかる

「では，次の方〜」

　お，やっと俺の番か．しかし，いつも待つんだよな……．

　今日午前は会社の健診日だ．健診会社が会社まで来て会議室を使って，社内で健診が受けられる．そういえば，お得意先の会社も社内で健診を受けていると言ってたな．大きな病院の健診センターと契約しているような会社もあるらしい．

　こういうのって，健診の時点で何か既に人生を決められてしまっている感じで，いつもあまりいい気分にはなれないが……ま，気のせいか．

「予診票のアンケートはもれなくお答えください．こちらで書かれたことが結果判定の参考になりますので，よろしくお願いします」

　はいはい……．仕方ないな．毎年のことだが，けっこう書く欄が多くて，面倒なんだよな．

　誕生日は，昭和36年の4月8日．これでもお釈迦様の誕生日と一緒だぞ．55歳……と．

　え〜っと，今まで入院したことがありますか？　ない．

　　何かお薬を飲んでいますか？　ない．

　　今，おかかりの病気はありますか？　ない．

　　運動習慣はありますか？　ない．皇居の周りを走ってる自分なんて想像できないな．

1

お酒は飲みますか？ これは，⟨はい⟩！ だな．

ないないばかりだったが，これだけは自信を持って⟨はい⟩だ．

週にどのくらい，どの程度の量飲みますか？ ……か．

ま，適当に書いておくか．日に 500 mL のビール缶を 2 本くらいだろ．いちいち量を考えて飲んだりしないよな．

妊娠の可能性はありますか？

は？ 大丈夫か？ この健診会社……．男性と女性の区別くらいしろよな．

さて，身長と体重か．なんでこの年で身長なんて測るんだろうな．

もう年取ったら，伸びるわけないよな．168 センチで体重は 92 キロか……．

腹囲は……と，あ……呆れるくらいの数値だな．口に出すのはやめよう．

う〜ん，あいかわらずの典型的なおじさん体型．次は血圧っと．

担当の人に手を差し出した．巻いてあるものが徐々に強く腕を締めつける．

「上が 152 で，下が 90 ですね．ちょっと高いのでもう一回測りますね」

去年もこのくらいだった気がする．確か前も 2 回測ったな．別に何も困ってないし，よく頭痛がしたりとか，肩こりの原因が血圧だとかって聞いたことあるけど，何も感じないな．ま〜肩こりは会社でパソコンに向かいすぎなんだよな．労災みたいなもんだ．

「そうですね．2 回目も上が 150 で下が 86 でした．少し高めですね．では，次は視力と聴力です」

そろそろ血圧は医者にかからないとダメかな……．毎年のことだしな．別に困ってるわけでもないが，こうも毎年血圧のことを言われるとさすがに心配になる．そうだ，若い奴がついこの前，大動脈何とか……って血管が裂ける病気になったとか言ってたっけ．長いこと高血圧を放置していたのを医者からきつく言われたとか言ってたな．ま，医者なんて偉そうに怒るのが商売みたいなもんだろうけどな．

「では，視力検査をします．レーシック手術を受けられたことはありますか？」

あるわけないだろ．なんでこの蔵でレー……なんとかって手術受けなきゃいけないんだよ．

老眼だよ，老眼!! 相手見て考えろ！

「いえ，受けたことはありません．老眼はありますけどね」

「……．はい．では，視力検査は終了です．では，次は心電図の検査に行ってください」

そそくさと次の検査へ移った．

「では，上半身裸になっていただいて，こちらに横になってください．電極を貼っていきますね．肩の力を抜いて，リラックスしていてくださいね．では，記録します……．ん〜……．不整脈って言われたことないですか？ ちょっと脈が乱れてる感じですね」

「いや，ないですが……．それってどうなんですか？」

なんだよ．変なこと急に言うなよ．

「あ，そうですか．結果はあらためて総合判定で，会社に送られますので，そちらをご確認ください．では，次は先生の診察です．聴診器を胸に当てますから，服はそのまま直さずに，診察室へ行ってください」

なんだよ．おかしいって言っておきながら，何も説明してくれないのか．不整脈ってなんだろうな……．どこかで聞いたことがあるような気もするが，思い出せないな．

何ともないんだがな．ちょっと飲み過ぎで胸焼けがひどいくらいかな．

それでも，病気ってことなのか……？

「次の方どうぞ〜」

俺の番だ．ま，いいか．結果が出るまで待つとしよう．

「脈が乱れてる感じですね．特段，雑音だとかは聞こえませんが，念のため要精査にしておきますね」

あれ？ さっきも何か変だと言われたばかりじゃないか．

「さっきの心電図でも不整脈って言われたんですよ．何か病気なんですか？」

「あ，そうなんですね．では，心電図の結果と合わせて総合判定を見ていただいて，病院にかかってください．ここでは細かいお話ではできませんので」

おいおい．ちゃんと説明してくれてもいいだろ．ケチ！

「そうですか……．わかりました……」

なんだよ，結局何も説明なしか．健診って流れ作業だから，仕方ないのかな．あとは，俺の嫌いな採血とバリウムか……．また，どうせ，痛風の原因になる

何とかって数値と，糖がちょっと高いとかって結果なんだろうな．毎年のことだけど，健診って面倒だな．

健診だと，朝飯が食べられないから，結構午前中キツイんだよな．とりあえず，コーヒーでも飲んで，頑張るとするか．

あ～あ，今日は終わったら，どこで飲んで帰るかな……．中目黒の店にしようかな．それとも……．あ，いやいや，まずは仕事仕事っと．午後は経営戦略会議だったな．

自分の健康の戦略なんて組んでいる余裕なんてないよな．

日本のサラリーマンは忙しいんだよって．ははは……．

＊　　＊　　＊

「あ！　なんだこれ．心房細動って何だ！　要治療!?」

１カ月後，会社の自分のデスクに健診結果が置かれていた．何気なく封を開くと見慣れない言葉が目に入った．確かに，もう立派な中年．55歳だし，周りは高血圧や，糖尿病のヤツもいる．仲の良い友人からは，心筋梗塞にかかって，金属のチューブを入れてもらった……なんて話を聞いたこともある．しかし，心房細動……って何だ？

心電図異常，要治療……？

だるいのは年のせいだし，胸焼けは酒のせいだろ．心臓に問題があるなんて．

ん，まてよ．そういえば，この前のテレビで心房細動って特集していなかったかな．

年齢を考えれば，どんな病気にかかってもおかしくはないだろうが，う～ん，酒は最近の若い奴らよりも飲めるし，タバコも吸うし，去年の健診までは，ちょっと血圧が高いのと，糖尿と痛風の気があると言われたこともあるが，今まで何も困っていなかったし，病院も行ったことないしな……．

前に心筋梗塞で入院したことのある人生の先輩にでも電話してみるか．

「心房細動って聞いたことあるか～？」

「何？　それ？　知らないな～．おまえのこと？　変な病気にでもかかったんじゃないの？　最近はネットでもいろいろ調べられるから調べてみればいいんじ

ゃない？」

電話越しの友人の高ぶった声のトーンから，半ば呆れたのと，からかいの気持ちとが伝わってきた．

「おまえ，俺が病気になったの喜んでるだろ？」

「そりゃそうだよ．やっとこれで真の友じゃないか．ははは……」

人の不幸を喜ぶとは，アイツだから許してやるが，ネットで調べろなんて，もうちょっと良いアドバイスはないのか……まったく．

私は電話を切り，落ち着かない気持ちをキーボードへ向けた．

確かにこんな時ネットっていうのは便利なものだな．とりあえず，なんでも調べられる．

最近は，ガード下の焼き鳥屋もホームページを作ったしな．

キレイなホームページ作ったって，結局，俺みたいのしか来ないのにな……．

「さて，心房細動っと……．ググってみるか……」

慣れない医学用語を入力した．画面いっぱいに検索結果が広がっていく．

『○×記念病院ホームページ．心房細動は脳梗塞の原因になります．適切に予防しましょう．まずは受診して専門医の説明を聞いてください』

だから……俺は病院に行きたくないからこうやって調べているんだよ……．フン．

『△□ハートセンターホームページ．心房細動は簡単に治ります．カテーテル治療で治癒することが可能です』

いかにも胡散臭い．

「簡単に治ります」なんて言う医者の言うことほど信用できないものはない．キャッチセールスみたいなものじゃないか，それって……．人の弱みにつけこむようなもんだろ．……でも，治るのか……．なら，行ってみるか．

それとも，駅前に最近新しくできたクリニックにとりあえずかかってみるか．

『え〜と，ドクターNの心房細動なんでも講座．さまざまな治療選択は病状をよく理解し，納得することから始まります．病院にかかる前にまず読みましょう』

今時，"ドクター"なんて自分で言うのも，なんかあやしいな．

『心房細動は不整脈の一つで，一般に年齢とともに病気にかかる危険性が増します．脈が乱れることによる動悸（ドキドキ感）も問題ですが，最も重大な問題は脳梗塞を合併する可能性を秘めているということです』

この前の"これからの健康"でも同じようなこと言ってたな．

「心房細動は高齢者になればなるほど，発病頻度が増える ☛ **❶**（11ページ）」……か．

概ね70歳を越えると数％前後の割合で心房細動になる……か．俺はまだ，55歳だぞ．

で，なんで心房細動なんだよ……

『心房細動の原因として一般に，高血圧，糖尿病，肥満，飲酒などは特に有名です．最近は痛風の原因となる高尿酸血症も一因になると考えられています．また，非常に稀ですが，遺伝的になりやすい家系の方もいます．特に若年発症である場合に疑われます』

おいおい，これかなり俺に当てはまるじゃないか．ちょっと，これはじっくり家に帰ってから見直してみるか．しかし，こんな気分じゃ，寄り道しようという気分にもならないな．さすがに家にまっすぐ帰るか．あまり早く帰ると，家の奴らに驚かれるかな．

帰りの電車の中で，塾通いであろう子どもたちの笑い声が聞こえたり，お年寄りが目立つことに気づいた．最近そういえば，夕食の時間前に家にいたことがなかった気がする．時間帯が違うと電車の中の風景もかなり違うものだと思った．誰もかれもがスマホ片手にじーっと画面を見つめている．隣り合わせに俺と同じくらいの年齢のサラリーマンが座っている．そんな人が一生懸命にゲームをしている姿を見ると，なんか悲しい感じがするもんだ．かと思うと，若い人でも，うつむき加減でなにやら活字をなぞっている人もいる．そんなコントラストは電車の中では日常だが，不思議な気持ちなる．自分はどうかといえば，珍しく寄り道しないで早く帰ろうとしているもんだから，どこか手持ち無沙汰で落ち着かない．

「やっぱりどこかへ寄って行こうかな……」

いつもなら，迷わずどこかの暖簾をくぐりに行くのに，今日は心のどこかでブレーキがかかる．おや？　電話だ．電車の中で話すことはできないから，いったん切った．見慣れた番号だが，次の駅でかけなおすとしよう．

「お～，どうした．何かあったか？　え～？　今日これからか？　たまには家に早く帰ろうかなと思ってさ．ん～なんとなくそんな気分なんだよ．あ，あの新橋のガード下の焼き鳥屋か……．あのうんちくがうるさい大将の店だろ．たかが，焼き鳥のくせに客に注文つけやがって．でも，確かに焼き鳥は美味しいし，締めのそぼろごはんがな……．うずらの卵で食べると美味しいよな……今日か？　今日は……もう家の近くだしな．今日はこのまま勘弁させてもらうよ．え？　どこか悪いのかって？　そんなことはないけどさ．ま～こんな時もあるんだよ．じゃ，またな」

　スマホの画面はあっさり切り替わるが，気持ちはそうはいかない．後ろ髪ひかれるとは，このことだ．普段がまっすぐ帰らないから，確かに心配されても仕方ないが……．

「あ，着いた着いた」

　独り言とも言えないような声がこぼれた．会社から家までは電車で1時間ちょっと，駅からはバスで2駅だ．歩くと20分くらいかかる．いつもどおりバスの停留所で待っていたが，ちょっと歩いてみたくなり，家まで歩くことにした．まだ，時間が早いせいか開いている店も多い．自分の住んでいる町が明るい気がした．

「ただいま」

「え？　帰ったの？　今日はどうしたの？　具合でも悪いの？」

　二流のドラマのようなやりとり．

　たまには早く帰っても良いように思うが，慣れというのは恐ろしいもんだ．

「たまには早く帰りたくなってな．駅から歩いたが，結構新しい店が増えたんだな」

「最近はこのあたりも若い人が増えてきたのよ．あなたは，そんな時間に帰ってこないから，わからないのよ」

「ま～確かに，最近若い人が駅に多いのはなんとなく気づいていたけどな」

　夕食をとりながら，なにげなくテレビをつける．最近はバラエティ番組でも

病気のことを扱っているものは多い．芸能人の健康チェックなんて全く興味がなかったが，今日はなんとなく気になった．自分よりも若い芸人のコレステロールや血圧が高いのを見て，ちょっと他人事とは思えない気分がした．出演しているコメンテーターの医者が言っている言葉が心に残った．

『"糖尿の気"とかって言葉はないんですよ．もし，健診や病院にかかった時に糖尿の気なんて言われたら，糖尿病があるんだと思ったほうがいいですよ．糖尿病や高血圧などの生活習慣病は，突然発症するものではないですから．じわじわと知らない間に進んでくるんです．便宜上，病気を診断するための定義は確かにあるのですが，これはあくまでも便宜的なもので，病気そのものは健康な状態から徐々に進んでくるものなんです』

芸能人の健康なんて，俺には興味はない．ただ，この言葉は今の自分には妙に響く気がした．
予防なんて仙人みたいな生活をしないとできないんじゃないのか？
病気になったら，もう変えようがないのか？
ダメならいっそ節制なんてしないほうが精神衛生上いいんじゃないのか……．
今の自分にそんな自問自答しても答えはでなかった．
さて，風呂でも入ってからもう一回調べてみるか．

風呂上がりのビールは定番だが，今日はやめにした．いや，ビールが飲みたくないわけではない．昔パソコンに向かいながらビールを飲んでいたら，こぼして壊したことがある．どうしても今日はパソコンに向かわないといけないから，飲むのをやめにしただけだ．
ましてや，こぼして壊すわけにはいかない．
「"ドクターNの心房細動なんでも講座"っと……．お，これだこれだ」
心房細動なんて聞きなれない言葉だが，ネットで検索すると，あっという間に画面が字で満たされる．病名を検索すると病気そのものの説明も確かにあるが，その多くは病院紹介のホームページで，言うなれば病院の宣伝になっているというわけだ．自分がいつの間にやら病人の一人になっていることにこの瞬

間気がついた．しかし，そんな病院紹介のサイトが多い中で，自分が会社で見つけたこのサイトは，どうやらどこかで勤める医者が書いているものらしい．

『**心房細動は，高血圧があるとおおよそ 1.5 倍，糖尿病で 1.5 倍，肥満があると 1.5～2 倍，飲酒は 1.5 倍なりやすくなります** ☜ **❷**（12～15 ページ）．心筋梗塞や脳卒中とは異なりますが，ある意味生活習慣病の延長線上にあることが理解できると思います．**また，よくメディアで取り上げられることの多い睡眠時無呼吸症候群ですが，これも心房細動の原因の一つと考えられています** ☜ **❷**（16 ページ）．睡眠時無呼吸はその名のとおり，睡眠中に良好な呼吸が行われないことで，低酸素状態が生じることをいいます．日本人は欧米人に比べ，首が短いため気道が狭くなりやすく，特にこの病気になりやすいとされています．そういった意味では，肥満があると，世間でいうメタボ体型になりやすく，睡眠時無呼吸も合併しやすくなります．メタボということは高血圧症や糖尿病にもなりやすいことを示しています．結果として，心房細動になりやすい方であるといえます』

「……．これ，俺のことを言ってるのか？ そのままだな」

『**心房細動の最も重要な治療目標は脳梗塞の予防です** ☜ **❸**（18 ページ）．心臓の病気なのに脳梗塞の予防というと不思議な感じがしますが，心臓の中でも特に左心耳という袋状の構造物の中で血栓（血の塊）ができやすく，それが臓器へ飛んでいく（塞栓症）ことで問題が生じます．心房細動とは，心房が痙攣に似たような状況に陥り，結果としてスムーズな血流が障害され，よどんだ血液が固まり，生じた血栓が主に脳梗塞の原因になるというものです．

　ですので，血栓を作りにくくすることが最も重要であるといえます．このことは薬に頼らざるを得ないのですが，**適切な薬剤投与（抗凝固療法）で，約 60～70% 程度の脳梗塞を減らすことが可能です** ☜ **❹**（19 ページ）』

「う～ん．テレビも似たようなことを言っていたな．

クスリか……．
飲まなきゃいけないのかな．
飲まなくてもよい人もいるんじゃないのか？
というよりも，そもそも治らないのか？
あ〜，だんだん憂鬱になってきた．
ただ，病院には行かないといけないみたいだな．
仕方ない，行ってみるか」

健診でみつかる 1

 ① 心房細動は高齢者になればなるほど，発病頻度が増える．

1 心房細動の発症頻度

図1 加齢と心房細動合併頻度の関係
（橋場，1989 より改変引用）[4]

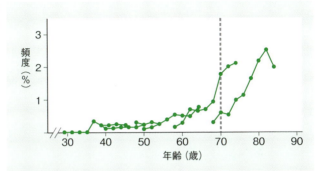

　心房細動の発症頻度は年齢とともに増加するとされています[1)~3)]．日本人は欧米人（70歳で約5%）に比べ一般に頻度は低いとされ，男性70歳で2~4%，女性70歳で1~2%程度であるとされています[4)]．ちなみに諸外国の研究では，白人は他の有色人種に比べ頻度が高いとされています．
　表1には今後予測される心房細動の患者数が示されています．

表1 心房細動患者数の予測[5)]

年	全人口（万）	心房細動を有する患者数（95%CI）（千）	有病率（%）
2005	126.87	716（711~720）	0.56
2010	127.18	830（824~835）	0.65
2020	122.74	974（969~979）	0.79
2030	115.22	1049（1044~1055）	0.91
2040	105.69	1051（1045~1056）	0.99
2050	95.18	1034（1029~1039）	1.09

（Inoue H, et al, 2009 より改変引用）[5)]

 「2030年には100万人を超えると予測されています」

> **2** 心房細動は，高血圧があるとおおよそ1.5倍，糖尿病で1.5倍，肥満があると1.5～2倍，飲酒は1.5倍なりやすくなります．また，よくメディアで取り上げられることの多い睡眠時無呼吸症候群ですが，これも心房細動の原因の一つと考えられています．

2-0 心房細動の発症リスク

表 2-a 心房細動発症の危険因子①
（Framingham Study, 1994
〈多変量解析によるオッズ比〉）

（心房細動治療（薬物）ガイドライン（2013年改訂版）から引用）[6]

	男性	女性
年齢（10歳ごと）	2.1*	2.2*
喫煙	1.1	1.4
糖尿病	1.4**	1.6***
左室肥大（ECG）	1.4	1.3
高血圧	1.5***	1.4**
心筋梗塞	1.4**	1.2
うっ血性心不全	4.5*	5.9*
弁膜症	1.8***	3.4*

*$p < 0.0001$, **$p < 0.05$, ***$p < 0.01$.

表 2-b 心房細動発症の危険因子②
（久山町研究第二集団，1998
〈Cox比例ハザードモデル〉）

（心房細動治療（薬物）ガイドライン（2013年改訂版）から引用）[6]

	男性	女性
年齢	1.8**	2.5*
喫煙	0.9	0.5
耐糖能異常	0.9	1
左室肥大	1.1	1.6
拡張期血圧	1.1	1.2
虚血性心疾患	3.4**	1.5
弁膜症	1.8**	13.1**
飲酒	1.9**	—

*$p < 0.05$, **$p < 0.01$.

　どのような背景因子が心房細動の原因となるかについて多くの研究があります[6]~[8]．その中でも年齢はかなり強い要素であるとされています．表に示した以外には，睡眠時無呼吸症候群や慢性腎臓病，メタボリックシンドローム，肥満，甲状腺機能亢進症，肥大型心筋症，心臓外科手術後，重篤な感染症などは重要な背景因子です．

　また，遺伝的関与を示唆する報告もあり，心房細動発症者の近親者（一親等内）は1.4倍程度のリスクを有するとされ，遺伝子レベルでの報告[9]も散見されています．

2-1 高血圧と心房細動

　高血圧は心房細動の背景疾患を考慮するうえで，非常に重要な位置を占めています．高血圧の合併は，動脈硬化を促進し心肥大をもたらし，心房圧上昇を招きます．心房圧上昇に伴う肺静脈の伸展刺激が心房細動へ至る重要なメカニズムの一つとされています．

　もし，心房細動を対象にした論文を見る機会があれば，背景因子の中で約半数程度に高血圧が含まれていることに気づくと思います．

　では，高血圧そのものは心房細動の発症にどの程度関与しているのでしょうか？

　ある論文では，高血圧は 1.42 倍程度のリスクになるとされています[10]．先ほどの表 2-a のフラミンガム研究では 1.5 倍程度のリスクとされています[11]から，予想されるよりもそれほど重要な因子ではないような気がします．しかし，高血圧患者の有病率は非常に高頻度ですから，その一部が心房細動に至ったとしても……．そう考えると，やはり非常に重要な因子であることは間違いないことがわかると思います．

「高血圧になると，1.5 倍くらい心房細動になりやすくなる」

2-2 糖尿病・耐糖能異常と心房細動

　糖尿病は，動脈硬化に関与する最も重要な因子であり，動脈硬化の存在や潜在的な炎症が心房細動を招くとされています．表 2-a，2-b をご覧いただくと，0.9（耐糖能異常）〜1.6 倍程度（糖尿病）のリスクであることがわかります．

「糖尿病があると，1.5 倍くらい心房細動になりやすい」

2-3 肥満と心房細動

　肥満は，高血圧やメタボリックシンドローム，糖尿病，睡眠時無呼吸症候群など主要な心房細動のリスク因子の基礎病態になります．

　フラミンガム研究[12]では，BMI>30と<25を比較した場合，男性で1.52倍，女性で1.46倍程度のリスクになるとされ，また他の研究[13]では，男性で2.35倍，女性で1.99倍であり，リスク因子として高血圧と同程度かそれ以上に重要であるといえます．

　ここで素朴な疑問として，減量すると何かよいことがあるのか？　ということがあります．

　減量効果が純粋に心房細動の新規発症をどの程度減らすことができるのかはよくわかっていませんが，心房細動を有する患者に減量がどの程度有効であるかはいくつかの報告があります．

　BMI>27の有症候性心房細動患者を対象にし，積極的に減量した群と一般的な生活指導群とで症状の程度や発作の頻度などを比較検討した報告[14]では，積極的に減量した群（-14.3 kg）がコントロール群（-3.6 kg）に比べ，発作そのものの頻度は変わらなかったものの，症状の軽減を認めました．

　また別の報告[15]では，BMI≧27の心房細動患者を対象にし，減量の程度で3群（10％以上，3～9％，3％以下）に分け，不整脈発作の頻度や症状の程度を評価しています．その結果，減量が達成できればできたほど，不整脈発作の頻度が減少していることがわかりました（図2-a）．ただし，減量するにしても，体重が変動しながら減った場合にはせっかくの減量も十分な効果を認めないこともわかりました（図2-b）．

　肥満を改善することで心房細動発作を減らすことができる！
　まさに目から鱗のような結果といえます．

「減量すれば，心房細動がよくなるかもしれない」

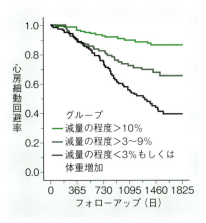

図 2-a 減量の程度と心房細動回避率
(Pathak RK, et al, 2015 より引用)[15]

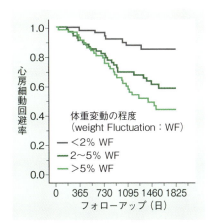

図 2-b 体重変動と心房細動回避率
(Pathak RK, et al, 2015 より引用)[15]

2-4 飲酒と喫煙と心房細動

　お酒と心房細動はかなり深い関係にあります．飲酒機会が増えるとそれとともに一般に発作頻度が増すことから，"the holiday heart syndrome"とよばれることもあります．中には，主人公のように休日とは全く関係ない方もいると思いますが……．

　アルコール摂取量の増加とともに，心房細動の合併頻度も増加傾向にあります．ある報告では，36 g/日以上のアルコール摂取量で1.34倍の発症リスクの増加を認めたとされています[16]．アルコール36 gはおおよそビール大瓶1本程度ですから，毎日晩酌していると心房細動になりやすい，ということになるかもしれません．

　アルコール摂取量が10 g/日増すごとに1.08倍のリスクの増加を認めたとされる報告[17]もあります．

　飲酒と並び話題になることが多いのは喫煙です．
　では，喫煙は心房細動とどの程度関係があるのでしょうか？
　ある報告[18]では，心房細動の既往のない集団を7年程度観察した場合，過去に

喫煙歴があると1.49倍，喫煙習慣がある場合1.51倍の発症リスクがあると報告されました．また，別の論文[19]では，過去の喫煙歴で1.32倍，喫煙習慣があると2.05倍のリスクを有すると報告されていますので，酒もタバコも好きなんていう人は要注意といえるでしょう．

ところで，受動喫煙は肺がんでよく話題になりますが，心房細動も例外ではないかもしれません．受動喫煙の結果，母胎の赤ちゃんや子どもが成長してから心房細動になりやすくなるかもしれないという報告[20]もあります．

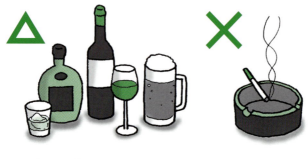

「お酒は時々休肝日を，そして喫煙は百害あって一利なし」

2-5 睡眠時無呼吸症候群と心房細動

睡眠時無呼吸症候群の中でも特に閉塞性（obstructive sleep apnea：OSA）は肥満との関連もいわれていますし，高血圧や心不全の一因になるとも考えられています．低酸素のみならず，自律神経のバランスを崩し，潜在的な炎症や，内皮機能低下につながるともいわれています．このようなことから心房細動との関連も報告されるようになりました．OSAにCPPV（continuous positive pressure ventilation；持続的陽圧換気）を導入することで，心房細動の頻度が減ったとする報告[21]がありますが，積極的に介入することで心房細動の新規発症を予防できるかどうかは今のところわかっていません．

「1日の3分の1は睡眠．やはり"よい睡眠"はとても大切です」

コラム❶ 心房細動の症状

　心房細動の症状は非常に多彩です．たまたま健診で指摘されるような無症状の場合を除けば，なんらかの症状を主訴に受診されます．仮に有症状の場合でも，発作全体の4割程度は無症状であるとされ，**発作そのものの全貌をとらえるのは非常に困難です．**

　そういった意味では，**初発の発作を正確にとらえることはむずかしく，あくまでも初めて診断された発作として対処するほうが現実的**といえるでしょう．

　では，その多彩な症状をいくつかのカテゴリーに分けてみたいと思います．

1）不整脈そのものによる症状

　心拍が不規則なことや頻脈に伴った症状として，
- 動悸や胸部不快感
- 突然の脈拍の上昇と停止
- 脈の不整
- 脈の強さが一回ごとに異なる，脈が触れにくい

2）血行動態の変化による症状

　心房収縮を失った不規則な心拍動は，心不全症状や血圧低下を伴うことがあります．

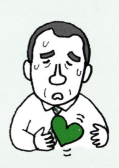

- 息切れや呼吸困難
- 易疲労感
- めまいや失神（徐脈頻脈症候群では洞調律復帰時になりやすい）
- 血圧計での測定不良や血圧低下

3）その他

- 多尿
  （上室性頻拍症でも見られますが，心房圧上昇に伴って心臓由来の利尿ホルモンが作用することで尿意をもよおすことがあります）
- うつ傾向や不安症状，活動の低下
- 胸痛（冠動脈疾患などが背景にある場合）

　このように，一見不定愁訴と思われそうな症状も心房細動による場合もあるので，訴えと不整脈との関係をよく考察することが大切です．

3 心房細動の最も重要な治療目標は脳梗塞の予防です．

3　心原性脳塞栓の予後

　脳卒中の中で，血栓が血管を閉塞する脳梗塞は大きく以下の4つに分かれます．ラクナ梗塞，アテローム血栓性，心原性，そしてその他です．

　その中で，心房細動などを原因とする心原性の脳梗塞（心原性脳塞栓）は，予後がきわめて不良であることがわかっています．以下のグラフを見ると，5年で半数弱程度の生存率（39.2％）となっています．高度な神経学的障害が残ることも多く，社会復帰が十分にできなくなることも多くなります．再発リスク（21.5％）も高いとされています．

図 3-a　脳塞栓発症後の予後
（Hayden DT, et al, 2015 より引用）[22]

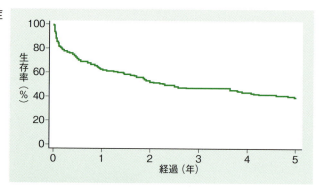

図 3-b　心原性脳梗塞の画像
心房細動による脳梗塞は梗塞の範囲が大きいことが多い．

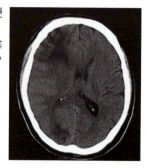

「心房細動では脳梗塞予防が生命予後を左右する最も重要な要素！」

健診でみつかる 1

> 4 適切な薬剤投与（抗凝固療法）で，約60〜70%程度の脳梗塞を減らすことが可能です．

4 抗凝固療法

　心房細動に伴った脳卒中（心原性脳梗塞）は予後不良であるため，抗凝固療法によって予防する必要があります．では，実際にどの程度の効果があるのでしょうか？

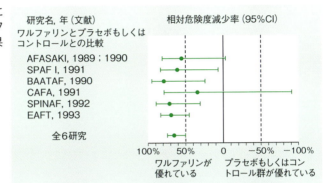

図4　脳梗塞予防におけるワルファリンの効果
(Hart RG, et al, 2007 より改変引用)[23]

　図4は，ワルファリンの効果を検討した臨床研究のメタ解析の結果です．抽出されたいずれの研究でも，有意にワルファリンが優れていることがわかります．
　この解析ではワルファリンは，おおむね64%程度脳卒中リスクを低下させることが示されています．ちなみに，この解析で抗血小板薬の効果も検討されていますが，リスク低下は22%程度でしたから，ワルファリンのほうが抗血小板薬に比べ，はるかに効果が高いことがわかります．
　また，新規経口抗凝固薬であるDOAC*（direct oral anticoagulants）はワルファリンに対して，その効果が非劣性かもしくはやや優れていますから，ほぼ同様の効果が期待できると考えてよいと思います．

「抗凝固薬の脳梗塞予防効果は約60〜70%」

---

*最近はNOAC（Non Vitamin K antagonist oral anticoagulants）ではなく，DOAC（direct oral anticoagulants）と表現することが一般的になってきています．また，ワルファリンはOAC（oral anticoagulants）と表現されます．

● 19

▶▶▶ はじめてかかった医者

　大切な有休をこんなことのために使いたくなかった．どうせなら，ゴルフの練習に行くほうがよほど自分のためになるのではないかとさえ思う．今日は朝起きた時から，なんとなく気分もよくなかった．
　それにしても，今まで自分の体についてあまり真剣に考えたことなんてなかったように思う．友達が病気で入院したり，親戚が急に亡くなったり，確かにその時は自分のことも多少気になった．
　いや，のど元過ぎればではないが，他人事程度にしか感じなかった．

　会社から受診するように言われなければ，医者になんてかからなかったかもしれない．何も困ってないし，痛くもかゆくもないんだから……．
　いや，そう思っていたはずだった．

「さて，行ってくるか……」
　独り言のようについ，口からもれてしまった．いつもは何も言わずに家を出ていく俺だったが，勝手に口からもれた．いつものことだが，誰も玄関まで見送りに来てくれないのが今日は少し寂しい気もする．玄関で靴を履く時間が長く感じることなんて，仕事が立て込んでいる時でもなかった．
「行ってらっしゃい．今日は病院へ行くんでしょう？」
「珍しいな．お前が見送りに来るなんて」
　妻が見送りするなんて，逆に心配になる．ちょっと駅前の診療所にかかるだ

けなのに，とんでもない病気になったような気分だ．

「今日は，お休みなんでしょう？　午前中病院に行ったら，午後はどうされるんですか？」

「帰ったら，ゴルフの練習にでも行ってくるよ．たまには体を動かさないとな」

　なんだ，結局俺の都合を聞きたかったのか……普段家にいないのがいるとなると落ち着かないんだろうな．亭主元気で……なんて，ベタな日本の家庭像だ．

　家から駅までは20分程度の道のりだ．家のマンションは大通り沿いに建っているが，一本路地に入ると静かな住宅街になる．そこをしばらく歩くと駅までは商店街だ．引っ越してきた時はまだ片田舎だったが，急行が停まるようになって急に人が増えた．駅前にマンションもでき，若い人を見る機会も増えた．同じ場所と思えないほど，ここ数年であっという間に駅前の風景は変わってしまった．駅前に新しくできたマンションの1階にクリニックができたのは，1年ほど前だった．このあたりには病院らしい病院はなかったし，大きな病院となると車でないと行けない．そういえば，病院なんて娘が生まれたとき以来行っていない気がするな．

　ところで，駅前のクリニックの評判はどうかといえば……

　そんなこと，全く体のことを気にしていなかった"今までの自分"にはどうでもよいことだった．

「ここだ．ここだ」

　モダンな感じのする新しいマンションの一階にそのクリニックはある．

「一般内科ヤブークリニック．なんか響き悪い名前だな．ま〜いいか」

　入り口を入るとすぐに受付がある．

「初めての方ですか？　こちらで受診票を書いてください」

　うう，朝一番だというのにすごい人だ．開業医は客商売だなんて聞いたことがあるけど，ここはそういった意味では繁盛しているらしい．

　ただ，この受付，つっけんどんな感じだな．流れ作業なのがすぐにわかる．そもそも俺の顔を見もしないなんて……．

　慣れない紙の上をペンがたどたどしく走るうちにも，目の前を何人もの人が

通っていく．かと思うと，もう会計を済ませている人もいる．

「お願いします」

　受診票を渡した．何も言わずに相手の指だけが待合の椅子を指した．不思議とそれに従う自分になんとなく違和感を感じた．決して広いとはいえない待合に，10人くらいは待っている．俺の隣に座っているのはいつも通っている人なのだろうか，初老の男性だ．この場に慣れた感じで文庫のページをめくっている．自分は，待合に置いてあるボロボロの週刊誌に手を伸ばした．活字の上を目でなぞるだけで内容が入ってこない．閉じたり開いたりと，そんな時間がしばらく続いた．そのうち隣にいた人も呼ばれ，そして数分もしないうちに出てきた．そそくさと会計を済ませ，処方箋をもらって出ていく．じっと見ていた私とふとした瞬間に目が合った．

　そうこうしていると，

「青山さん，青山智一さん」

　あ，俺だ俺だ．あわてて診察室に入った．まだ小綺麗な机の上には大きなモニターとコンピューターがある．目の前でキーボードをたたきながら，なにやらブツブツ言っている．

「不整脈って言われたの？　何か今日は持ってきた？　健診結果とか，何か持ってきた？」

　あきれるというより，驚きだった．なんでタメロなんだ．

「あ，これがこの前受けた健診の結果です．しんぼうさいどうって読むんですか？」

　初対面なのに，顔も見ないのか．

　それに，ずいぶん言葉づかいも雑だな．そのうえ，なんで，俺が敬語なんだ．

「心房細動か．多いんだよね〜あなたみたいな年の人に．お酒は飲むの？　タバコは？」

「あ，酒は晩酌くらいですよ．ときどき会社のヤツと飲みにはいきますけど．タバコはやりません」

　飲んだ量まで正確には言えない．そもそもそんなことを考えて飲むわけない．

「晩酌って，どのくらいよ？　ビール500mLくらい？　なんだ，血圧も高い

じゃない．血糖も高めだし，こりゃ心房細動にだってなるよ．年齢も 55 だし，心筋梗塞，脳卒中，いつなってもおかしくない感じじゃない．なんでもいいけど，お酒飲んで病気になって都合のいい時だけ病院かかってもらってもね……困るんだよ」

　いい年して，説教されてる子どもの気分だ．というより，なんで自分がここにいないといけないのかを後悔したくなる．

「いや，ビールは 2 本くらいで，あとは日本酒か焼酎の水割りを何杯か……」

「とにかく，血圧も血糖も心房細動もお酒が悪いんだから，減らすなり，やめるなりしないと．じゃ，血圧測るから，手を出して」

　付添いの看護師が，手早く血圧を測る．

　なんで無表情なんだ？　この看護師……．少なくとも白衣の天使とはほど遠いな．

「176 の 90 です」

「やっぱり，かなり高いな～」

　そんなのあたり前じゃないか．こんな気分で落ち着いていられるか！

「まずはお酒を減らすこと．じゃ，血圧の薬と血液サラサラの薬を出しておくから，脳梗塞にならないようにね．血圧はしっかり下げないと，このままじゃ血管がつまったり破けてもしらないよ」

「え？　クスリですか？　あ，それから会社に診断書を出さないといけないんですが」

　おいおい，急になんだよ．え，ク……ス……リ？

「じゃ，受付に出しておいて．後で書くから」

「今もらえないんですか？」

「見ればわかるでしょ．外来にいっぱい患者さんいるんだから．あなただけに時間を割けないんだよ」

　確かに，待合にはたくさんの人が待っている．でも，言い方ってあるんじゃないのか……．それにクスリってなんだよ，いきなりさ．質問しようとしたが，次の人が早々に診察室に入ってきた．

　仕方なく受付に行き，会計のときに診断書をお願いした．予想はしていたが，来週取りに来るようにと言われた．

はじめてかかった医者 2

処方箋を受け取り，近くの薬局にクスリをもらいに行く．

「これ，お願いします」

「あ，はいわかりました．では，少々待合でお待ちください」

あ，そうだよな．こうじゃなきゃ．こうやって気持ちよく対応してほしいよな．慣れない所だし，不安なんだから……．振り返って待合を見ると，そこにはさっきクリニックで隣に座っていたお年寄りがいた．また目が合ったので，今度は声をかけてみることにした．

「こんにちは．先ほど隣に座ってましたよね？」

「ええ，ええ．お宅は，あの先生のところは初めてですか？」

優しい声だ．この人はいい人そうだな．そう思うと急に気持ちが楽になった．

「ええ．そうなんです」

「以前は，電車で２つ先の駅の病院へ通っていたのだけど，近くにできたからね．私のような年寄りには家の近くのほうがありがたい」

「なんで，あんなとこ……いや，あそこにおかかりなんですか？」

「わしはね，以前に軽い脳梗塞をしてね．血圧のクスリと血液をサラサラにするクスリをもらっているんだよ」

「そうなんですか．私は今日かかったら，いきなりクスリを出されました」

「ははは……．医者なんてあんなもんだよ．自分たちにとっては日常のことでも，患者にとってはそうではないということが，おそらくわからないんだろうね．もちろん，あんな先生ばかりではないはずだよ．そんなむずかしい説明はしないで，なにげない話から体調を読み取ってくれるような先生もいるし．あ，そういえば入院したときに担当してくれた先生はそんな感じだったな．あんな人が開業したら，いいのにな」

なんか，諭されているような気分だ．いつもかかっていれば自分もこんなふうになるんだろうか．悟りの境地だ，後光が射す？いや，そんなことはないか．

そうこうしているうちに名前が呼ばれ，そのお年寄りは行ってしまった．

アイツも同じように思っているのかな．急に友人の顔が浮かんだ．

いや，あいつが悟りを開いているわけがない．

「32番の整理券をお持ちの方～．32番の方いらっしゃいますか？」

「お，俺だ，俺だ」

● 25

やっと帰れる．いや〜医者にかかるのも一苦労だな．ま，でもまたあの人に会えるならいろいろな話ができていいかもな．

「こちらが今日のクスリです．１カ月分になります．クスリについての注意書きが入っていますので，必ずお読みください．血液がサラサラになるお薬ですので，歯医者さんにおかかりの際や手術をお受けになる時には，必ず飲んでいるクスリについて伝えてください．では，お大事に」

「あ，はい．ありがとう」

クスリをもらって足早に薬局を出た．もうすっかり病人だ．さて，どうするか．このまま家に帰ってもやることないしな．会社も休みにしてしまったし，たまには駅前でもブラブラするかな．

駅ビルは決して大きくはないが，コーヒーショップや雑貨店などが入っていて日中はけっこう人も多い．俺くらいの年代が入るところとなると，ちょうどよいのが本屋だ．ただ，今日はなんとなく落ち着かなかった．いつもなら雑誌のコーナーで立ち読みはお手の物だが，今日だけはなぜかそういかない．いつの間にか奥の健康関係のコーナーへ足が向いていた．

"1カ月で10キロやせる，奇跡のメソッド"

確かにそんなふうにやせられたら奇跡だよな．

"ワインで健康になる，お酒を楽しみながら元気になろう"

俺はワインを飲まないしな．酒飲んで健康になるとは思えないがな．

普段は本屋といえば，雑誌や小説，経済書が置いてあるコーナーにしか立ち止まることがなかったので，"この手"の本の種類の多さに驚いた．確かに，自分のように病気だといわれれば，誰でもとにかく今の状態について細かく知りたいと思うに違いない．

"自分の病気が分かる本"

ふ〜ん……．しんぼうさいどう，心房細動っと．お，あったあった．え〜っと．

『年をとるにつれてかかる可能性が高くなります．高血圧や糖尿病，最近では肥満も原因と考えられています．ストレスや不眠，お酒も悪くする要素になります．脳梗塞を起こす可能性が高くなりますので，病院にかかって薬を処方してもらうようにしましょう』……か．

そんなことは予習済みだ．

はじめてかかった医者　2

　『血液サラサラのクスリを飲むとある程度予防できます．細かなことは専
　　門医にかかり説明を聞いてください』．
　なんだ，まさにその先のことを知りたいのに，書いてないのか！
　専門医にかかれって言われてもな．もうちょっとどうすれば治るのかとか，
今の自分の状態も知りたいよな．

"クスリのことがわかる本"

　え〜っとなんだっけ？　俺のクスリの名前は……．あったあった．

　**『NOAC（Non Vitamin K Antagonist Oral Anticoagulants）とよばれ
　る新規経口抗凝固薬です．最近では DOAC（Direct Oral Anticoagu-
　lants）とよばれるようになっています ☞ ❺** （38ページ）．血液サラサラの
　効果が強く，心房細動による脳梗塞予防に有効です．決まった用法で内服
　するようにしましょう』
　……か．え？　それだけ？

"病気を知って健やかになる本"

　俺の病気も書いてあるのかな？　心房細動っと．あ，あった．なになに……．

　　『心房細動で最も大切なことは，脳梗塞を予防することです．心房細動に
　　なると，心房の特に左心耳という小さな部屋に血の塊（血栓）を生じやす
　　くなり，それがなんらかのきっかけで他の臓器に飛んでいって血管を塞い
　　でしまう（塞栓）ことで大きな問題を生じます．その中で最も重大な問題
　　が脳梗塞です．心房細動による脳梗塞は一般に梗塞の範囲も大きくなり，
　　大きな障害を残します．海外の報告では，発症後数年で半数近い患者さん
　　が亡くなるとされています』
　以前にどこかで聞いた気がする．知れば知るほど健やかになれない．
　それで，今日かかったクリニックでとりあえずクスリを飲んでおけって言わ
れたのか．
　ちゃんと説明してくれればいいのにな……．そうすれば納得したはずなのに．
いろんな本に載るくらいだから，けっこう有名な病気なんだろうしな．
結局クスリか……．

　　『心臓の中に血の塊が生じるのを防ぐには，クスリによって血液をサラサ
　　ラにすることが必要です．**心房細動だから，必ずしもすべての人が脳梗塞**

● 27

になるわけではありません．ですので，心房細動の中で脳梗塞になりやすい人を見つけて，より効率よく予防することが必要です ☞ ❻（40ページ）．脳梗塞になりやすい人は，過去に心不全と言われたことがある人，高血圧の人，75歳以上の高齢者，糖尿病の人，そして脳卒中にかかったことがある人です．

大ざっぱに言うと，これらの要素が最低一つでもあれば，クスリによる脳梗塞予防を考慮したほうがよいとされています．さらに細かく脳梗塞の危険性を調べる方法もあります．欧米ではこちらのほうが一般的で，先ほどに加えて，年齢をさらに65歳以上と75歳以上に分け，なんらかの動脈硬化の病気を持っている人や，同年齢の高齢男性に比べ女性のほうが心房細動にともなう脳梗塞になりやすいことなどを考慮して判断されます』……か．

ん〜，俺だと血圧と血糖がちょっと高いから，予防しないといけないってわけか．クスリ以外には予防する手立てはないのかな．よくテレビとかで，"**これを食べれば糖尿病予防**"とか"*血液サラサラ*"って言ってるじゃないか．そういうのはないのかな？

『一般に，サプリメントや食事療法などの民間療法では，心房細動による脳梗塞を予防することはできません．また，クスリによって血液をサラサラにするということは，出血しやすくなるという意味も含みます．ある程度は出血する可能性もありますので，クスリを飲むことのメリットが出血するというデメリットを上回ることが必要です．そのために脳梗塞のなりやすさを判断することが大切です』

なんとなく理解したかな．心房細動になると脳梗塞になりやすいこと，いったん病気になると大きな障害を残す可能性が高くなること．以前に野球の有名な選手やサッカーの監督が脳梗塞になって大きな話題になったこと．

ただ，俺はこのままクスリを飲んでいればいいのか？ といったことに十分に答えてくれているようには思えなかった．結局なんだか悶々とした気持ちになった．

その後も手当たり次第にさまざまな本のページをめくった．ただ，何故か買いたいと思うような本は見つからなかった．

そして，本屋を出ようとした時，入口に平積みされた雑誌に目が留まった．
「"とってもすごい病院100選"……か」

パラパラとめくるページの中に，近くの病院も載っていた．けれど今の自分にあまり関係ないようにも思えた．なんだかこの場にいるのが窮屈な感じがして，家に帰ることにした．

昼時は人通りも多い．思い出せば，このくらいの時分にこのあたりを歩いたことはめったになかった気がする．家に着くなり，自分の書斎に向かい，パソコンの前に座っていた．

「帰ったの？ ゴルフの練習は行くんですか？ 私は午後用事でいませんから」

たまに家にいられると面倒なものらしい．これでは老後が思いやられる．家に帰っても窮屈なのは変わらなかった．

「あ～，ゴルフの練習はやめたよ」

さて，調べてみるか．やはりあのサイトかな．"ドクターNの心房細動なんでも講座"と入力すると，見なれたサイトが現れる．しかし，以前に見た時に感じた印象とは違う気もした．原因や病状，治療の方法やその意味が書いてある．今日，本屋で立ち読みもしたしな．予習済みだ．心房細動の分類の項目をクリックしてみる．

『心房細動は大きく**弁膜症性**と**非弁膜症性**の二つに分類されます．**弁膜症性とは一般に，人工弁置換術後やリウマチ性弁膜症（普通は僧帽弁狭窄症）を指します．ですので，普通，一般の方が心房細動と言われたら非弁膜症性ということになります**……☞ **❼**（42ページ）．

また，**病期（病気のステージ）からは大きく3つに分けられます** ☞ **❼**（42ページ）．まず，心房細動から7日以内に治った場合を**発作性**，7日以上続いている場合を**持続性**，何を行っても治らない**永続性**（慢性）です．発作性と持続性を明確に分けることがむずかしい場合もあります．一見，持続性に見えても，いつの間にか自然に治っている場合もあるからです．また，持続性の中で1年以上続いてる場合には特に，**長期持続性**という言葉を用いることもあります』……か．

こりゃダメだ．全然わからん．今度病院で聞いてみるか．あ，いや"あそこ"じゃそんな質問もできないな．こんなむずかしい言葉ばかりで……．医者って

いうのはなんだかんだと大変なものだな．偉そうにするのもわかる気がする．

　急に病気の先輩であるアイツのことを思い出した．そういえばクスリも飲んでいたな．あ，そうだあいつ，何かサラサラになるクスリを飲んでるって言ってたっけ．何だったっけな〜．アスベスト，いやいや違うな……．ア……アスピリンだ．頭痛薬って言ってたものな．アスピリンのことは書いてあるかな？あ，あったあった．一緒に飲みに行くと必ず病気のことを言っていたっけ．コレステロールや血圧のクスリ，あとは血をサラサラにするクスリ，そうそう，アスピリンだよ．

　　『アスピリンはもともと解熱鎮痛薬（アセチルサリチル酸）として開発され，世界的にも非常に多く用いられています．アスピリンはその効果として血小板の機能を抑える作用があり，結果として血液をサラサラにする効果があります．主に心筋梗塞や脳梗塞の予防に用いられます……』

　続けてそこにはこう書いてあった．

　　『しばらく前までは，心房細動における脳梗塞予防にアスピリンが選択されることもありました．ワルファリンという第一選択薬がなんらかの理由で使えない場合に用いられていました．**しかし今では，少なくとも主要薬剤ではなくなっています ☞ ❽**（43 ページ）』

「ワルファリンって何だ？ う〜ん．いかん．いかん．モニターばかり見ているとさすがにクラクラしてきた．よくわからんな．血液サラサラなら納豆を毎日食べていればいいんじゃないのか．ま，今日はこのくらいにしておくか．さすがに疲れたな」

　徐々に日が落ちてきた．午前中は慣れない受診，午後もついパソコンへ向かってしまった．

　いつもなら，午後の会議が終わると，夜はどこかに繰り出そうかと考えるところだ．幸いまだ夜までは時間がある．散歩がてら，中目黒の店へ行ってみるか．

　そんな気持ちを察してか，妻が夕食を作っている気配さえもない．

　寂しいような，ホッとしたような……．

はじめてかかった医者 **2**

「外に出てくる」

　遠くの方で，はいと聞こえた気がしたが，いや，そういえば家のやつも外出するって言ってたっけ？　後ろ手に家のドアを閉めた．夕方，まだ少し日が高いうちに散歩するなんて久しぶりだ．家から中目黒まではちょっと距離があるが，そのぶん1杯目のビールが格別だろう．このくらいの時間に耳に入るのは，買い物に出ている主婦や学校帰りの子どもの声だ．

　かなり歩いたな．1時間くらいか……．

　中目黒は最近若者の町になっているが，我々のような世代にもありがたい町だ．古さと新しさが共存していて，とても落ち着く．目黒川の桜は有名だが，前に見たのはかなり昔になるな．

　そうこうしているうちにちょうど良い時間になった．そして，いつもの暖簾をくぐった．

「いらっしゃい．あ，こんにちは～．今日はお一人？　今日は早いのね～」

　名物女将がお出迎え．いつも元気だ．ここはカウンターとテーブル，奥には座敷があるが，間合いがちょうどよい．少し窮屈なくらいが居心地もいい．

「あ，今日は休みだったんだよ．一人だし，カウンターでいいよ」

　カウンターに座って，生ビールを頼んだ．そして，ビールとお通しが目の前に置かれた．この瞬間がたまらない．今日のことも忘れられそうだ．でも，来月も行くんだっけ？　いや，毎月か……．先が思いやられる……．もう今日のことは忘れよう．

＊　　　＊　　　＊

　そしてあれから，1カ月．

　あっという間だ．処方されたクスリも律儀に飲んでいた．別段，変わった感じもしない．なんとなく，歯磨きの時に血が出ることが多くなったような気もするが，それも薬をもらった時に注意点として言われたからそう感じるだけで，気のせいなのかもしれない．今日は，午後から会社へ行くことにしてある．だから，午前中に受診をすましてしまおう．不思議なもので一回でも行くと，医者にかかる敷居も少し低くなったような気がする．

31

「あ，またあの人がいる」

　そう，先月初めてこのクリニックにかかった時に隣に座っていた人だ．あの人も今日受診か．目が合った．待合席がちょうど空いていたので，今日も隣に座ることにした．

「こんにちは．この前もご一緒でしたね」

「ああ，こんにちは，先月でしたよね？　私は毎月血を取りに来ているので……」

　覚えてくれていた．しかし，毎月って？　そんなに採血することなんてあるのかな？　駅前のクリニックで何を調べてるんだろうか？

「毎月ですか？　何をそんなに調べるんですか？」

　つい，突っ込んだことまで聞いてしまった．ちょっと余計なことを聞いてしまった気もしたが，快く答えてくれた．

「ワルファリンというクスリの効果をみるためだよ．その検査の数字を見て，今月は何 mg にしようとか，何錠にしようとか，増やそうとか減らそうとかを決めるんだ ☞ **❾** （46 ページ）．もちろん，決めるのは私ではなく先生だけどね……」

　先月聞いた時には，以前に脳梗塞をしたことがあって，血圧と血液サラサラのクスリ，あと，ジゴなんとかってクスリを飲んでいると言っていた．どうやら，脳梗塞をした時に，血圧が高いのと不整脈があると言われてからのことだそうだ．

　ん？　ワルファリンって，どこかで聞いたような気がするな．

「少し前に，先生から新しいクスリがあるから……と試したこともあったが，なんとなく合わなくて，もともと飲んでいたクスリに戻したんだよ」

「そうだったんですか……．新しいクスリでも合わないこととかってあるんですね．でも，毎月採血なんて大変じゃないですか？」

「昔は，調べるのも数日必要だったけど，今はその場で結果も出るし，前よりはいいよ．それに，前から飲んでいるクスリのほうが安いんだよ．全然違うからね」

　いろいろ進歩しているんだな．INR とかいう数値を見てクスリの量を決めるそうだ．お薬手帳に数値を書くようになっている．手書きの数値を見せてくれたが，意味はわからなかった．なんで毎回量を調整する必要なんてあるんだろ

うな？ 俺の血液サラサラのクスリとは何が違うんだろうか？ 確かに毎月かかるとなると，クスリ代もバカにならないよな．

「あと，先生に必ず言われるのは，年寄りは出血しやすいから，気をつけろって．クスリを処方しておいて気をつけろと言われてもな……．ははは……．あ，呼ばれたみたいだな．じゃ，お先に」

新しいからと言って，必ずしも良いわけではないのか．

待合にワルファリンの注意書きが置いてあった．

> 『ワルファリンの効能は，出血した際，血を止める作用を持つ凝固因子の生成を抑えることで発揮します．ワルファリンは肝臓で作られるビタミンKに由来する凝固因子（Ⅱ，Ⅶ，Ⅸ，Ⅹ）の産生を抑えるので，ビタミンKを多く含む食べ物やサプリなどを摂取すると，その効果が打ち消されてしまいます．納豆は日本人の好きな食材ですが，納豆にはビタミンKが豊富に含まれるので，摂取には注意が必要です』

「へ～納豆って，そんなにビタミンKが多いのか．他にはブロッコリーやほうれん草などの緑色野菜を多量に摂るといけない，あとは，それから，クロレラ，青汁……．ま～健康志向が強いのも問題だということだな．ここは俺には関係ないな．ははは……」

そうこうしているうちに，待合にあの人が出てきた．

「あ，もう終わりですか？」

「ああ，終わったよ．今日はワルファリンがちょっと増えたね．なんでも，数値が低いから小さい粒を一錠増やそうって．**せっかくワルファリンを飲んでいるんだから，よい数値にしないと薬の効果もでないからって言われて** ☞ ❿（48ページ）」

「けっこう面倒なものなんですね」

「あ，でも，なによりも安いからね．私のような年金暮らしだと安い薬でないと困るしね．なんて言ったって，この薬はネズミ退治だから．ははは」

「は？ なんですかネズミ退治って」

「昔，よく家においてあったネズミ退治の薬と同じらしいんだよ」

「ネズミ退治ですか……」

そして，俺の順番が来た．前と同じように呼ばれ，前と同じ薬を処方された．
本日の参勤交代はこれで終了．さて，クスリをもらいに行くか．

「私の飲んでいるのは，新薬なんですよね？ ワルファリンってお薬と何が違
うんですか？」
　いつも行ってる薬局の担当に聞いてみた．
「細かいことは先生でないとわからないと思いますが，定期的な血液検査が必
要ないですし，納豆も食べられますし」
「いやなに，知ってる人が"そのクスリ"を飲んでいて．ネズミ退治のクスリ
だって言うんだよ」
「確かにそうです．**ワルファリンと近い成分のものが殺鼠剤として使われてい
ます．とても古いお薬なんですが，今でも多くの方に処方されていますね** ☞
⓫（52 ページ）」
「私はなんで，この薬なんでしょう？」
「あ，それはわかりません．先生に直接おたずねください」

　午後は会社に戻り，会議に出た．幸いスムーズに終わり，今日も無事に帰れ
そうだ．
　こんな時はアイツからの電話が嬉しい．
「今日は，終わりそうか？ またちょっと寄っていこうよ」
　あいつは心筋梗塞をやってからも元気だ．
　確かにクスリは飲んでいるが，それでも元気だ……．呆れるくらい．
　あ，そうか．それを言ったら，もうこの俺も病人だった．
「お，いいな．行こう．今日はどこにするか」
「東京駅の八重洲にさ，いい店があるんだよ．知ってるか？」
「もしかして，焼き鳥か？」
　あいつが好きそうな店は俺も知ってる．というか，まさにツーカーとはこの
ことだ．ほとんど一緒に飲みに行っているじゃないか．しかし，クスリを飲む
ことまで一緒になってしまった．こんなとこまで一緒にならなくてもいいのに．
「今日もお疲れ～カンパ～イ」

はじめてかかった医者　2

　ここは，八重洲でも老舗の焼き鳥屋だ．しっかりといい仕事をする．カウンターだと炭火で焼かれた香ばしい香りが食欲をそそる．煙で目を細めないといけない感じもこの店ならではだ．

「この前，健診で病気になったって言ってたじゃないか．結局，あれからどうなったんだよ．どこかかかったのか？」

　俺たちくらいの世代になると，話すことはいつも決まっている．会社の愚痴か，体のことくらい．

「あ〜，駅前のクリニックに行ったよ．そしたら，血圧は高いだ，糖は高いとか言われて，この年であんなふうに説教されたのは初めてだよ．お前の時もそんなふうだったか？　あ，あとさ，お前の飲んでいるアスピリンって調べたけど，俺の飲んでいるサラサラのクスリとは違うんだな．俺の病気には使えないらしいぞ」

「俺が言ったとおりにネットで調べているのか．ま〜，おれが心筋梗塞をやったときは救急だったし，胸が苦しい間に連れて行かれて，気がついたら，入院してた……みたいな．その後，病院にかかることになってからも，担当の先生は血液検査の結果だけ話して，いつものクスリを処方してくれるくらいだからな．そうそうアスピリンな．これだけは大切なクスリだからって，担当医からよく言われるよ．勝手にやめるなってさ」

　どこも一緒なのか，と思うと安心したような，それでいてなんとなく納得できないような複雑な気持ちになる．

「クスリって，何種類くらい飲んでるんだ？」

「俺の場合は，あ〜細かくは覚えてないが，血液サラサラが2種類と，コレステロールと血圧のクスリだ．だから，4種類かな．最近また少し血圧が上がったみたいだから，もう1種類増やそうか，なんて言われたけどな…….お前もクスリ出たんだっけ？」

「あ〜そうなんだよ．**脳梗塞になりやすい病気だから，予防のために血液サラサラのクスリを出されたよ．新薬らしいんだけど，一日二回飲むんだって** ☞ ⓬ (53〜57ページ)．心房細動っていう俺の病気にはこのクスリを飲んで……」

「思い出したんだけど，入院してた時に同じ部屋の人が，不整脈をカテーテルで治す治療を受けるって言ってたぞ．お前が言ってた病気の名前と同じだった

35

ような気がするけどな」

　自分なりに調べて，心房細動が脳梗塞になりやすくなる病気だということは理解していたが，治療の細かいことまではさすがによくわからない．よく考えて見れば，病気なんだから治す方法だってあるはずじゃないか．いまどき癌だって治る時代だし．今度聞いてみるかな……．あのやぶ……いや先生に．

　駅前のやぶ……いや，クリニックに通うようになってから血圧のことが気になって，近くの量販店で血圧計を買った．量販店の健康コーナーなんて，体重計や体脂肪計くらいしかないと思っていたが，血圧計だけでなく，心電計やらストレス診断計？　まで売っている．誰がこんなの買うんだろうな……と以前は思っていたが，まさか自分がその一人になるとは．血圧計は手首用のものと腕にしっかり巻くタイプのものとあるが，手首用は持ち運びには便利だが，精度が低いらしい．別にこのことは前もって調べたわけでもなく，ちょうど血圧計を買いに来ていた人と販売員とのやり取りを耳学習しただけだ．というわけで，俺もしっかりと腕に巻くタイプで一番安いものを買った．実際に家で測ると，毎回数値が違う．その後何日かして気づくことがあった．朝方は血圧が高く，夕方測ると朝よりは低いということだ．

　取説に，血圧の変動にはいろいろなパターンがあるが，高血圧症では特に朝方に血圧が高くなりやすいことが多いと書いてあった．

　血圧測定は朝食前に行うのが一応基本らしい．

　そうはいっても，忙しい朝に律儀に測るかと言われれば……・

　あ……意外にも今の俺は毎日測っている．習慣とは恐ろしいものだ．

　自分で測るようになって気づくことがあった．最近は上が140〜150で下が90前後と，少なくとも前よりは落ち着いている．前は何となく，頭が重かったり，変な倦怠感もあったが，血圧の薬を飲むようになって少し楽になった気もする．血圧測定も慣れたものだ．朝は起きてから3回測るが，1回目より2回目，2回目より3回目の血圧のほうが低くなることが多い．一応真ん中の数値を記録するようにしている．そういえば，かかっている町医者にも真ん中の数値が真の血圧値だ，なんて言われたっけ．

はじめてかかった医者 **2**

あ～あ，すっかり病人だな．

そして，あれからまた1カ月．いつもの外来だ．

こんなはずではなかったが，鞄には，診察券にお薬手帳，血圧手帳が入っている．最初は鞄の中のよそ者だったが，今ではすっかり……定位置に納まっている

「だいぶ良くなりましたね～」

今日はこの先生機嫌がいいらしい．医者も人の子だ．

「拝見した血圧手帳の数値はかなり落ち着いていますよね？これなら当面はこのままでいいかな……．お薬もいつもどおり……」

聞きたいことがあったことを思い出した．

「先生．あの～，私の病気なんですが，治る可能性はないんでしょうか？ネットで調べたり，友人から聞いた話だとカテーテルで治す方法もあるとか聞いたけど……」

こんな質問も意外と勇気がいるものだ．こんな気持ちは医者にはわかるまい．

「そうだね．あ，カテーテル治療は唯一あなたの不整脈を治す方法だけど，どうなんだろう？専門じゃないからね．細かいことはわからないな．今のお薬を飲んでいれば当面は問題ないと思うけど．どうしても，興味があるなら専門病院を紹介しますよ」

意外にスムーズに話が進んだので，ちょっと拍子抜けした気持ちにもなったが，素直に紹介状を書いてもらうことにした．また有休を使わないといけない．本当に日本の医療制度は面倒だ……というより病気になったから面倒なのか．そういう意味では確かに健康第一かもしれない．

また新しい医者にかかるのか……．それもあまりいい気分じゃないな．

37

⑤ NOAC（Non Vitamin K Antagonist Oral Anticoagulants）とよばれる新規経口抗凝固薬です．
最近ではDOAC（Direct Oral Anticoagulants）とよばれるようになっています．

5 DOAC（NOAC）とワルファリンの作用機序の違い

DOACとワルファリンの作用機序はかなり異なっています．

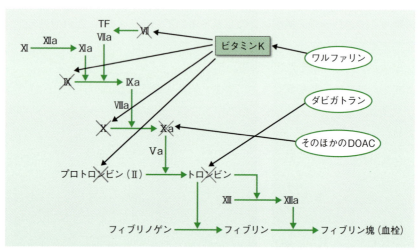

図5　抗凝固薬の作用点

　図5は血液の凝固系を示しています．ワルファリンは，ビタミンKの作用を阻害することで，ビタミンK由来の凝固因子である第Ⅱ，第Ⅶ，第Ⅸ，第Ⅹ因子の生成を抑制し，間接的にその効果を発揮します．一方，DOACでは，ダビガトランがトロンビンを，リバーロキサバン，アピキサバン，エドキサバンはXa因子を直接的に阻害することでその効果を発揮します．
　ここからわかることは，間接的に働くワルファリンの作用発現までは時間がかかるが，DOACは効果発現がすみやかであるということです．
　ワルファリンとDOACの最も大きな違いは代謝経路にあります．ワルファリンがほぼ肝代謝であるのに対して，DOACは程度の差はあれ，腎排泄を含んで

表5 4種のNOACとワルファリンの比較

製品名	プラザキサ	イグザレルト	エリキュース	リクシアナ	ワーファリン
薬品名	ダビガトラン	リバーロキサバン	アピキサバン	エドキサバン	ワルファリン
標的因子	トロンビン	第Xa因子	第Xa因子	第Xa因子	ビタミンKエポキシド還元酵素
半減期	12〜14時間	5〜13時間	8〜15時間	10〜14時間	40時間
最高血中濃度到達時間	0.5〜2時間	0.5〜4時間	1〜4時間	1〜3時間	4〜5日
腎排泄	80%	36%	27%	50%	なし
内服回数	1日2回	1日1回	1日2回	1日1回	1日1回
採血によるモニタリング	×	×	×	×	○
中和薬	Idarucizumab	Andexanet Alfa[24]（日本では未承認）	Andexanet Alfa[24]（日本では未承認）	Andexanet Alfa[24]（日本では未承認）	あり

います．DOACの投与量を決めるうえで，腎機能を考慮しなければいけない理由になっています．

　ワルファリンは間接的に作用するので，INRの測定により投与量の調節をこまめにする必要がありますが，DOACとは異なり腎機能障害があっても，安心して用いることができます．

「ワルファリンは肝機能に注意し，DOACは腎機能に注意！」

☞ **6** 心房細動だから，必ずしもすべての人が脳梗塞になるわけではありません．
ですので，心房細動の中で脳梗塞になりやすい人を見つけて，より効率よく予防することが必要です．

6 リスクの層別化

現代医療のキーワードはリスクの層別化と介入の均一化，すなわち，個々の医療者の個人的な裁量で判断することを極力減らし，より客観的な指標を用いて，アプローチを単純化することといえます．

心房細動の薬物療法，特に抗凝固療法の適応においても同様のことがいえます．抗凝固療法の適応を考慮するうえで大切な指標が，$CHADS_2$ スコア[25] と CHA_2DS_2-VASc[26] です．

表6-a $CHADS_2$ スコア

C	Congestive heart failure（心不全）	1 点
H	Hypertension（高血圧）	1 点
A	Aged（高齢 75 歳以上）	1 点
D	Diabetes mellitus（糖尿病）	1 点
S	Stroke（脳梗塞，TIA も含む）	2 点

$CHADS_2$ スコアは，既往症がある要素それぞれをポイント加算します．合計点数が高いほど，脳梗塞の発症率が高いことが予測できます．脳梗塞の発症率はおおよそスコア 2 点で 4.0%/年，4 点で 8.5%/年程度であり，6 点では 18.2%/年ほどになります．点数が高ければ高いほど，積極的に抗凝固療法を考慮すべきであると判断できます．しかし，実はスコアが 0 点の場合でも 1.9% 程度の年間発症率が残っています．そこで残存リスクに対して，より細かくリスク層別化を行ったものが CHA_2DS_2-VASc です．

表 6-b　CHA_2DS_2-VASc

C	Congestive heart failure, LV dysfunction（心不全と心機能低下）	1点
H	Hypertension（高血圧）	1点
A	Aged（高齢 75 歳以上）	2点
D	Diabetes mellitus（糖尿病）	1点
S	Stroke（脳梗塞；TIA も含む）	2点
V	Vascular disease（心筋梗塞の既往，末梢動脈疾患，大動脈プラーク）	1点
A	Aged（65～74 歳）	1点
S	Sex category（女性）	1点

　CHA_2DS_2-VASc の $CHADS_2$ との違いは，より若年（65～74 歳）も加算項目に含め，75 歳以上の高齢者のポイントをより高く設定していることと，心機能低下や血管疾患，また性差についても加算の対象にしていることです．

　ただし，女性に関しては器質的疾患が背景にないかぎり 65 歳以上からを対象とします．

●本邦のガイドラインでの抗凝固薬の適応は？

　本邦では CHA_2DS_2-VASc が十分現場に浸透していないことを考慮し，$CHADS_2$ 1 点から抗凝固療法の適応を推奨（Class I）しています．また，心筋症や血管疾患の既往がある場合を考慮可（Class IIa）としており，これは CHA_2DS_2-VASc におおむね準じているといえます[27]．

　ESC（欧州心臓病学会）のガイドライン[28]では，CHA_2DS_2-VASc 1 点で Class IIa とし，AHA（米国心臓協会）[29]では Class IIb とし，0 点ではいずれのガイドラインでも適応なしとしています．

「リスク層別化により，効率よく脳梗塞を予防しよう」

> **7** 弁膜症性とは一般に，人工弁置換術後やリウマチ性弁膜症（普通は僧帽弁狭窄症）を指します．ですので，普通，一般の方が心房細動と言われたら非弁膜症性ということになります……また，病期（病気のステージ）からは大きく3つに分けられます．

7　心房細動の分類

　心房細動は弁膜症性と非弁膜症性という原疾患に基づく分け方と，発作性，持続性，長期持続性，永続性といった病期による分け方があります[30]．

●弁膜症性と非弁膜症性（原疾患に基づく分類）

　弁膜症性心房細動はリウマチ性弁疾患（主に僧帽弁狭窄症），人工弁置換術後の場合を指し，非弁膜症性はそれ以外を指します．最近になり普通に使われるようになったDOAC（NOAC）ですが，非弁膜症性心房細動が適応になっています．これは，臨床試験の段階で弁膜症性心房細動を除いた例で試験が行われていたためです．ですので，弁膜症性心房細動，つまり僧帽弁狭窄症や人工弁置換例では，いまだにワルファリンが第一選択薬です．

●病期に基づく分類

　発作性：発症後7日以内に洞調律へ復したもの
　持続性：発症後7日を超えて心房細動が持続しているもの
　長期持続性：持続性心房細動のうち，発症後1年以上持続しているもの
　永続性：電気的，薬理学的に除細動不能のもの

　実際には，持続性と長期持続性を厳密に分けることはむずかしいかもしれません．また，永続性は慢性とほぼ同義語ですが，永続性や慢性と思われているものの中には，実は持続性であったということも時折遭遇します．ただ，脳卒中のリスクは病期にかかわらず変わらないということは覚えておきましょう[31]．

> 「発作性でも持続性でも，持続時間にかかわらず，実は脳卒中リスクは変わりません」

はじめてかかった医者 2

 8 しばらく前までは，心房細動における脳梗塞予防にアスピリンが選択されることもありました．しかし今では，少なくとも主要薬剤ではなくなっています．

8 心房細動におけるアスピリンの脳梗塞予防効果は

アスピリンの現状はどうなっているのでしょうか？

実は，本邦のガイドラインでは2008年の段階で心房細動へのアスピリンの推奨が外されています（Class IIb）．

また，ESCのガイドラインでは，ワルファリンやDOAC（NOAC）といった抗凝固薬をなんらかの理由で内服できない場合に限り，アスピリンとクロピドグレルの併用もしくは，アスピリン単独使用考慮可（Class IIa）としてます．

また，AHAでは忍容性の高さを認めながらも，重大な出血リスクが他の薬剤と同等との報告も考慮し，CHA_2DS_2-VASc 1点の低リスク患者への投与考慮可（Class IIb）にとどめています．

こうやって見ると，各ガイドライン間でスタンスの違いはあっても，基本的にアスピリンはあまり勧められていません．それはどうしてでしょうか？ 心房細動におけるアスピリンの脳梗塞発症予防効果を検討した試験を振り返ってみましょう．

● JAST試験[32]

本邦で行われた臨床試験です．896例の非弁膜症性心房細動を対象に，脳梗塞，TIA（一過性脳虚血発作），心血管死を一次エンドポイントとし，アスピリン群（150～200 mg/日）とプラセボ群とで比較検討されました．アスピリン群でイベント発症（3.1％/年＞2.8％/年）が多く，重篤な出血もプラセボ群に比べ高頻度（0.8％/年＞0.2％/年）であったことから，中間解析の段階で試験は中止となりました．この結果を踏まえ，本邦のガイドラインでは早くから，心房細動におけるアスピリンの脳梗塞予防効果はないと結論づけられました．

● **AVERROES 試験**[33]

　脳卒中危険因子を一つ以上有する心房細動患者群を対象にアピキサバン群（2.5 mg×2/日，5,599例）とアスピリン群（81〜324 mg/日，2,791例）が比較検討されました．一次エンドポイントは脳卒中および全身性塞栓症でしたが，アピキサバン群1.6%/年に対し，アスピリン群3.6%/年とアピキサバン群が有意にイベントを抑制（55%）しました．さらに本試験の最も重要な点は，重大な出血は両群間で有意差がなく，重大な有害事象を発生した患者数がアピキサバン群で有意に低かった点にあります．このような観点からも，ワルファリンの代替薬は，効果と安全性の両面からアスピリンではないことが示されたことになります．

　なお，心筋梗塞や脳梗塞の再発予防など，動脈内にできる血栓を原因とする梗塞の予防目的ではアスピリンやクロピドグレルといった抗血小板薬の効果が認められており，処方されているのは周知のとおりです．

「アスピリンは効果が低いわりに，出血リスクが意外に高い」

DAPT＋抗凝固薬3剤併用時は出血リスクをしっかり考慮

　DAPTとは，dual anti-platelet therapyの略で，アスピリンとクロピドグレル，アスピリンとプラスグレルなどの抗血小板薬の2剤併用をさします．DAPTが冠動脈ステントの後療法として標準的方法であることはご存じのとおりです．
　では，DAPTの心房細動における脳卒中予防効果は，どの程度なのでしょうか？

● ACTIVE-W 試験[144]

　脳卒中危険因子を一つ以上有する心房細動患者に対して，ワルファリン群（3,371例）とクロピドグレル（75 mg）＋アスピリン（75〜100 mg）の併用投与群（3,375例）が比較検討されました．一次エンドポイントは脳卒中，全身性塞栓症，心筋梗塞症，血管死とされましたが，本試験はワルファリン群の優越が明らかであることから途中中止（1.28年）となっています．抗血小板薬併用群は一次エンドポイントで相対リスクが1.44倍と有意であり，DAPTはワルファリンには及ばないことが示されました．

　心房細動においてはワルファリンのほうがDAPTよりも優れている．それには納得できそうです．しかし，ここで，もう一つ疑問が生じます．冠動脈ステント治療後に心房細動が合併した場合，DAPTに抗凝固薬を追加し3剤併用とするべきか？という疑問です．実はこの点に関して十分な検討は行われていません．出血リスクとのバランスで投与を検討するというのが一般的とされています．仮に3剤併用するにしても，可能なかぎり短期間にするべきだと思われます．
　また，さきほどのACTIVE-W試験の対象のCHADS$_2$は平均2点です．CHADS$_2$スコア2点の患者の脳卒中の年間発症率は約4.0%程度のはずです．DAPT群では，脳卒中の合併頻度は2.39%/年でしたから，ある程度の抑制効果があったと推測されます．私見ですが，そういった意味では，DAPTだけでも全く効果がないわけではないので，冠動脈ステント後も常に3剤併用である必要はないのかもしれません．

> ❾ ワルファリンというクスリの効果を見るためだよ．その検査の数字を見て，今月は何mgにしようとか，何錠にしようとか，増やそうとか減らそうとかを決めるんだ．

9 INRとワルファリンの管理基準

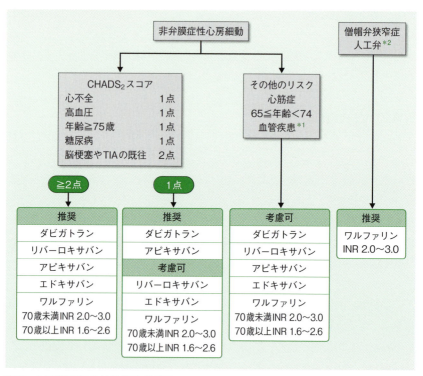

図9 心房細動における抗血栓療法
[*1] 血管疾患とは心筋梗塞の既往，大動脈プラーク，および末梢動脈疾患などをさす．
[*2] 人工弁は機械弁，生体弁をともに含む．
（心房細動治療（薬物）ガイドライン（2013年改訂版）より引用，一部改変）[34]

ワルファリンの管理基準の特徴は大きく分けて2つあります．

● 弁膜症性心房細動にDOAC（NOAC）の適応はない

1つは，**弁膜症性心房細動にDOAC（NOAC）の適応はなく**，ワルファリンの

みであるということです．もともとDOACで行われた臨床試験は非弁膜症性が前提であったということが大きな要因です．また，2013年に発表されたRE-ALIGN試験では，大動脈弁もしくは僧帽弁に機械弁での置換術後（術後7日以内と3カ月以上経過した2群）に対して，ダビガトランとワルファリンの効果を比較しましたが，ダビガトラン群に有害事象が有意に増加したという理由で途中中止されています[35]．脳卒中はダビガトラン群で5％認めましたが，ワルファリン群では認めませんでした．さらに，大出血はダビガトラン群で4％，ワルファリン群2％であり，ダビガトロンのほうが出血事象も多い傾向でした．以上のことを踏まえると今後，DOACが弁膜症性心房細動で適応になるのはむずかしいかもしれません．

● 年齢により管理基準値は異なる

　もう1つは，ワルファリンは**年齢により管理基準値に差があるということ**です．ワルファリンによる抗凝固療法は高齢者であっても適切に管理されていれば，安全性と効果が担保されることは75歳以上の高齢の心房細動患者を対象としたBAFTA試験で証明されています[36]．ただ，BAFTA試験でのワルファリンの管理基準はプロトロンビン時間のINR（国際標準比）が2.0〜3.0であり，少なくとも本邦のガイドラインでのもの（70歳以上INR1.6〜2.6，図9）とは異なっていますし，欧米のガイドラインでは年齢によって管理基準値を分けてはいません．70歳以上ではINRを1.6〜2.6にするというのは，本邦での臨床研究の結果に基づくもので，INRが2.6を超えると重篤な出血性イベントの頻度が増し，1.6を切ると塞栓性イベントが認められるようになったという結果を踏まえています[37]．

「DOAC（NOAC）は弁膜症性心房細動への適応はない」

> **Q 10** せっかくワルファリンを飲んでいるんだから，よい数値にしないと薬の効果もでないからって言われて．

10 ワルファリンにおけるTTRと INRコントロールの重要性

　INR に目標とする管理基準があるのはご存じのとおりです．しかし，実際にワルファリンを使ってみると，さまざまな理由で INR のコントロールに難渋することがあります．

　素朴な疑問として，INR がどの程度コントロールされていると内服しているメリットがあるのかを知りたくなります．そこで TTR（time in therapeutic range）という考え方が参考になるわけです．TTR（至適範囲内時間）とは，目的とする管理基準にどの程度収まっていたのかを割合で示したものになります．つまりこの比率が高いほうがよいはずです．

　INR だけでみると出血性合併症の 44% は管理基準（INR 2.0〜3.0）より高い場合に起こり，塞栓性合併症の 48% は低い場合に生じていたことが過去に報告[38]されています．このことから管理基準内にコントロールすることは，大変重要であることがわかります．ワルファリンと DAPT（アスピリンとクロピドグレル）を比較した ACTIVE-W 試験のサブ解析[39]によれば，TTR は 58% 程度保たれないとワルファリンのメリットが生かせず，65% を切ると DAPT とほぼ同等の効果しか得られないことがわかっています（**図10**）．p＝0.61 ですので，おおむね 60% を目標にコントロールするとよいことになるわけです．また，TTR が 65% を超えると，その効果は 2 倍になることも示されました．

　気になるのは DOAC（NOAC，以下 DOAC）とワルファリンを TTR の観点から比較した研究はあるのかということですが，現在，心房細動に適応のある DOAC4 剤の主要な臨床研究のメタ解析[40]によると脳卒中や塞栓性イベントに関しては TTR にかかわらず DOAC のほうが良好な結果（相対危険度 0.81，p＜0.0001）を示しており，大出血のリスクに関しては TTR が 66% 未満の場合相対危険度 0.69，66% 以上では 0.93 と，TTR がかなり良好にコントロールされていたとしてもリスクとベネフィットの観点から DOAC に軍配が挙がりました．

　しかし，DOAC の低用量群との比較では，DOAC のほうが出血性合併症は低

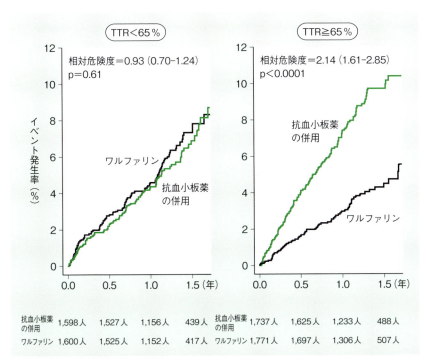

図10 TTR から見た DAPT とワルファリンの効果の差
(Connolly SJ, et al, 2008 より改変引用)[39]

頻度（相対危険度 0.65, p＝0.05）でしたが，虚血性脳卒中は多い傾向でした（相対危険度 1.28, p＝0.045）．

つまり，ざっくりいえばワルファリンは，DOAC の通常用量と低用量の中間的なパフォーマンスを有する薬剤であるといえます．ワルファリンは，過去の薬と思われがちですが，うまく使うと（TTR を高く保つ）コストも安く，効果もかなり高いことがわかります．

「ワルファリンもしっかり管理できればまだまだ現役』」

ワルファリンナイーブと抵抗性

ナイーブ（naïve）とは，ワルファリン未使用者を指します．それに対し，抵抗性（resistance）とは一般に，治療域に達するまでに高用量のワルファリンが必要である場合をいいます．確かに，ワルファリンの維持量は個人差がかなりあります．ワルファリンを使いこなすうえで，この点も臨床家を悩ます部分です．

ちなみに，納豆などのビタミンKを多く含む食事を摂ることでワルファリンのコントロールが困難になることを抵抗性とはいいません……あたり前ですよね．

● 遺伝子多型に応じたテーラーメード治療

実は，ワルファリンが効果を発揮する際に阻害するVKORC1と，ワルファリンを分解する時に働く肝酵素のCYP2C9の遺伝子多型が，その至適用量に関して影響を与えることがわかっています．

そこで，遺伝子多型に応じテーラーメード治療を行うことで臨床的な有用性が得られないかどうかを検討したのが下に挙げる2つの臨床研究です．

● COAG試験[145]

ワルファリンナイーブの患者を対象に，遺伝子多型を考慮して用量設定を行う遺伝子ガイド群と従来法の群とに分け，投与開始から4週間後のTTRを比較した研究です．結果として遺伝子ガイド群のTTRは45.2%，従来法の群は45.4%で有意差は認められませんでした（p=0.91）．ちなみに，この試験では投与開始初日に遺伝子多型の情報が得られなかった場合，従来法で投与が開始されています．

● EU-PACT試験[146]

本試験がCOAG試験と大きく違う点は，投与開始から12週の時点でTTRの比較を行っていることと，CYP2C9とVKORC1の遺伝子多型の検査を試験登録から2時間以内に行っていることです．12週というまとまった期間後の評価ですからTTRもCOAG試験のそれよりも高くなりました．12週の時点での遺伝子ガイド群のTTRは67.4%，従来法の群は60.3%と遺伝子ガイド群で良好なコントロールを示していました（p<0.001）．また，目標とするINR（2.0〜

3.0) に到達するまでの期間は遺伝子ガイド群で21日,従来法の群で29日であり,遺伝子ガイド群のほうがより早期に目標とするINRへ到達したことになります.

　筆者はCOAG試験の4週間後の評価ではやはり期間が短かったように思います.ただ,抗凝固療法はより早期に確実に効かせたいという臨床家の希望もありますから,ある程度まとまった期間が過ぎないと効果に差が出ないということでは,仮に遺伝子解析を行うことがコスト面で不利に働く場合,実際の患者へどう反映させるかについては問題が残るように思います.

ワルファリンと近い成分のものが殺鼠剤として使われています．とても古いお薬なんですが，今でも多くの方に処方されていますね．

11 ワルファリンの歴史

　1920年頃，北米で牛の出血死が流行りました．その後，腐敗したスイートクローバーを牛が食べてしまったことに原因があることがわかりました．ウィスコンシン大学で，腐敗したスイートクローバーから出血の原因物質であるジクマロールを発見し，1943年にはその誘導体としてクマリン骨格をもつワルファリンを合成することに成功しました．ワルファリン（Warfarin）という名前は，Wisconsin Alumni Research Foundation coumarin つまり，ウィスコンシン大学の研究室の頭文字と，クマリン（coumarin）の語尾からつけられた名前です．クマリン系物質は，長らく殺鼠剤として用いられてきました．本邦で抗凝固薬として用いられるようになったのは1962年ですから，過去50年以上使われている薬剤ということになります．そして今でも，弁膜症性心房細動における脳卒中予防では第一選択薬です．

「ワルファリンは承認から50年以上経った今でも現役」

はじめてかかった医者 **2**

> **12** 脳梗塞になりやすい病気だから，予防のために血液サラサラのクスリを出されたよ．新薬らしいんだけど，一日二回飲むんだって．

12-1 ダビガトラン

ダビガトランは DOAC（NOAC）で最も早く市販された直接トロンビン阻害薬です．

この薬剤に関する主な臨床試験を紐解いていきましょう．

●RE-LY 試験[41]

一つ以上の脳卒中の危険因子を有する（CHADS$_2$ スコア平均約 2 点）非弁膜症性心房細動 18,113 例を対象に，直接トロンビン阻害薬ダビガトラン低用量（110 mg×2/日）群，高用量（150 mg×2/日）群，ワルファリン群に割り付け，平均 2 年間観察しました．一次エンドポイントである脳卒中および全身性塞栓症に関しては低用量群でワルファリンと同等，高用量群で 34% 低下させ，重大な出血の発生率は 110 mg 群で有意に減少し，特に出血性脳卒中に関しては両群ともにワルファリン群より有意に低い結果でした．

この RE-LY 試験の結果は，まさに現在の DOAC 全盛の幕開けにふさわしいものでした．しかし，やはり薬剤ですから，さまざまな問題も生じます．腎機能を指標にしたサブ解析[42]では，腎機能の低下（GFR＜50 mL/min.）とともに，消化管出血リスクがワルファリンよりも増す傾向が示されました．もともと，ダビガトランは腎排泄 80% の薬剤ですから，ある意味当然の結果といえます．DOAC 全般にいえることですが，特に腎機能に関しては，留意して用いる必要があります．

ダビガトラン処方上の一般的注意

- 低体重（50 kg 以下）・70 歳以上の高齢者・中度の腎機能障害（Ccr 30〜50 mL/min）は特に慎重に適応を決定する
- クレアチニンクリアランス（Ccr）30 mL/min 未満は投与禁忌
- 消化器症状（胸焼けなど）は数% 程度（添加物の酒石酸によるとされている）
- 併用禁忌：イトラコナゾール

解説⑪／⑫

- 併用注意（慎重投与；1回150 mg×2/日から1回110 mg×2/日への減量を考慮）（ベラパミル・アミオダロン・シクロスポリン・クラリスロマイシン・カルバマゼピン，一部の抗レトロウイルス薬など）特にベラパミルはベラパミル内服開始数時間前に内服を勧める
- ワルファリンからの移行はINRが2.0未満になった段階で内服開始

12-2 リバーロキサバン

リバーロキサバンは第Xa因子阻害薬で，1日1回投与，腎排泄は30～40%程度です．ダビガトランの次に市販された薬剤で，単回投与なので内服する側からすると使いやすい薬剤といえます．静脈血栓塞栓症にも適応があります．この薬剤に関する主な臨床試験は以下です．

● ROCKET AF[43]

2つ以上の危険因子（CHADS$_2$スコア平均約3.5点），または脳梗塞や一過性虚血発作（TIA）の既往を有する心房細動患者14,264例を対象に，リバーロキサバン20 mg/日とワルファリンを比較しています．一次エンドポイントとして脳卒中および全身性塞栓症の頻度を比較し，ワルファリンに対する非劣性が示されています（1.7%/年 vs 2.2%/年）．また，出血性合併症の頻度はワルファリン群と同等でした．

● J-ROCKET[44]

日本独自の臨床試験で，1,280例（CHADS$_2$スコア平均3.25点）を対象に，リバーロキサバン15 mg/日とワルファリンとで主に出血性イベントなどの安全性を検証しています．両群間で出血性イベントに差はなく，特に，頭蓋内出血に関しては，リバーロキサバン0.8%，ワルファリン1.6%とリバーロキサバン群で少ない傾向であり，脳卒中イベントに関してはワルファリンに比べ約50%程度減少（HR 0.49）させていることがわかりました．

リバーロキサバンに関しては，本邦独自の臨床試験であるJ-ROCKET試験の

はじめてかかった医者 **2**

結果を参考に，通常用量15 mg/日とされました．

　また，高齢者であっても，腎機能に配慮して用量設定をすれば，その効果と安全性が担保されることも示されています[45]．

リバーロキサバン処方上の一般的注意

- 通常投与量：
  非弁膜症性心房細動における虚血性脳卒中および全身性塞栓症予防 →1回15 mg/日
  静脈血栓塞栓症の治療および再発抑制 →15 mg×2/日（初期3週間）その後15 mg/日
- 腎機能障害時（Ccr 15〜49 mL/min）は1回10 mg/日を考慮．それ以下の腎機能障害時はデータなし
- 併用禁忌：一部の抗レトロウイルス薬（HIV用薬剤）・アゾール系抗真菌薬など
- 併用注意（慎重投与）：クラリスロマイシン・リファンピシン・カルバマゼピンなど
- ワルファリンからの切り替えはINRが管理基準下限以下で投与開始

解説⑫

12-3 アピキサバン

　第Xa因子阻害薬で，1日2回投与の薬剤です．静脈血栓塞栓症の治療および再発予防にも適応があります．

　この薬剤に関する主な臨床試験は以下です．

● ARISTOTLE試験[46]

　一つ以上の脳卒中危険因子を有する18,201例（CHADS$_2$スコア平均2.1点）を対象に，第Xa因子阻害薬であるアピキサバン5 mg×2/日とワルファリンを比較しています．また，年齢80歳以上，体重60 kg以下，血清クレアチニン値1.5 mg/dL以上という項目のうち2つ以上があてはまる場合には，アピキサバンを半量へ減量し検証しています．一次エンドポイントは脳卒中と全身性塞栓症でしたが，アピキサバン群1.27%/年，ワルファリン群1.60%/年とワルファリンに対する非劣性が示されています．さらに重大な出血や出血性脳卒中に関しては有意差をもってアピキサバン群が良好な結果でした．

● 55

また，脳卒中リスクを推測する $CHADS_2$ スコアや CHA_2DS_2-VASc スコア，また出血リスクを推測する HAS-BLED スコアなどを用いて検討されたサブ解析[47]では，$CHADS_2$ スコア 1，2 および 3 点以上の 3 群，CHA_2DS_2-VASc スコア 1，2 および 3 点以上の 3 群，また HAS-BLED スコア 0〜1，2 および 3 点以上の 3 群に分け，リスクスコアそれぞれについてワルファリンと比較検討しました．その結果，背景にかかわらず効果と安全性に差がないことが示されています．特に頭蓋内出血に関しては，出血リスクが高いと考えられる HAS-BLED 出血リスクスコア 3 点以上でその安全性が強く認められました（HR 0.22）．以上のことから，アピキサバンは，DOAC（NOAC）の中でも，効果と安全性という点でバランスのとれた薬剤といえそうです．

アピキサバン処方上の一般的注意

- 通常投与量：
  非弁膜症性心房細動における虚血性脳卒中および全身性塞栓症予防 →1 回 5.0 mg ×2/日
  静脈血栓塞栓症の治療および再発抑制 →1 回 10 mg×2/日（7 日間）その後 5 mg ×2/日
- 高齢者（80 歳以上）・体重 60 kg 以下・血清クレアチニン 1.5 mg/dL 以上 →1 回 2.5 mg×2/日へ減量
- 禁忌：クレアチニンクリアランス 15 mL/min 未満
- 併用注意：マクロライド系抗菌薬，アゾール系抗真菌薬，一部の抗レトロウイルス薬，リファンピシンなど
- ワルファリンからの移行は INR 2.0 未満を確認してから投与開始

12-4　エドキサバン

　第 Xa 因子阻害薬ですが，リバーロキサバン同様に単回投与が可能な薬剤です．約 50％ が腎排泄です．静脈血栓塞栓症の治療や再発予防や整形外科領域手術後の静脈血栓塞栓症の発症抑制にも適応があります．

　この薬剤に関する主な臨床試験は以下です。

はじめてかかった医者 **2**

●ENGAGE AF-TIMI 48[48]

　少なくとも脳卒中危険因子を2つ以上有する21,105例（CHADS$_2$スコア平均約2.8点）を対象に，第Xa因子阻害薬エドキサバン60 mg/日および30 mg/日の2群とワルファリン群を比較検討しています．一次エンドポイントは他の臨床試験同様に脳卒中と全身性塞栓症で，その合併率は60 mg群では1.18%，30 mg群は1.61%，ワルファリン群で1.5%と，高用量群はワルファリンへの優越性，低用量群は非劣性が示されています．また，重大な出血や出血性脳卒中の頻度はエドキサバン群で有意に低い結果でした．

　やや話は逸れますが，ワルファリンの投与を開始し，効果が安定するまでに苦労することはしばしば経験されると思います．今までにワルファリンを内服したことがないことを特にワルファリンナイーブ（ ☞ **コラム❸** ワルファリンナイーブと抵抗性参照）といいますが，このナイーブ例での比較[49]でも，高用量群（60 mg/日）で，脳卒中や全身性塞栓症について有意差をもって減少（HR 0.71）させ，低用量群（30 mg/日）であっても，ワルファリンと同等であることが示されました．ワルファリン内服の既往の有無にかかわらず，いずれの用量であっても出血リスクを減らすことが示されました．

エドキサバン処方上の一般的注意

- 60 mg/日（体重60 kg超）・30 mg/日（60 kg以下）それぞれ単回投与
- クレアチニンクリアランス15 mL/min以上30 mL/min未満では慎重投与（1回30 mg/日），それ以下では禁忌
- 非弁膜症性心房細動における虚血性脳卒中および全身性塞栓症の発症抑制
  また，静脈血栓塞栓症の治療および再発抑制 →60 mg/日（体重60kg超）・30 mg/日（60 kg以下）それぞれ単回投与
- 下肢整形外科手術施行患者における静脈血栓塞栓症の発症抑制 →1回30 mg/日
- 体重60 kg超＋ベラパミルやマクロライド系，キニジン，シクロスポリン内服 →1回30 mg/日へ
- 体重60 kg超＋クレアチニンクリアランス30 mL/min以上50 mL/min未満 →1回30 mg/日へ

透析例での抗凝固療法
（透析例では抗凝固療法は原則行わない）

　維持透析中で，心房細動を合併した時ほど，悩ましい病態はないように思います．慢性腎臓病自体も脳卒中リスク因子になるととらえられていますし，出血リスク因子の一つでもあるので，適応そのものを慎重に決定する必要があります．

　では，維持透析時の心房細動についてはどのように戦略を考えればよいのでしょうか？　AHA/ACC/HRSの2014年版ガイドラインでは，出血リスクが許容できると判断されればワルファリンをINR 2.0～3.0の範囲にコントロールし投与するとなっています．しかしもともと根拠となるデータが乏しいので，非常に判断に迷う場面ですね．他のガイドラインでもあいまいな記述になっています．あるコホート研究では，透析例にワルファリンを投与した場合とそうでない場合を比較し，脳卒中の頻度はそれほど変わらなかったが，出血性合併症の頻度はワルファリン群で44％増加したと報告されました[147]．

　実は，2011年の日本透析医学会の血液透析患者における心血管合併症の評価と治療に関するガイドライン[148]では，透析施行中の心房細動に対するワルファリンの投与は原則禁忌となっています．弁置換後や過去に脳卒中の既往がある場合など，やむを得ず投与する場合，INRを2.0以下にコントロールし投与するとされています．ケースバイケースで判断すると言わざるを得ないですが，心房細動だから十把一絡げになんでも脳卒中予防というわけにはいかないようです．

▶▶▶ そして専門病院へ

　○△中央病院へ来るのは，子どもが肺炎で入院して以来だった．それも10年以上前のことだし，病院自体も数年前に建て替えられてとてもキレイになっていた．最近の病院のロビーは本当にホテルのようだ．ただ，ホテルと違うのは人でごった返しているのと，受付の人たちの言葉づかいか……．駅前のクリニックの時も同じように思ったが，なぜこうも言葉づかいが悪いんだろうな．
「初診の方，こっちです！ ここに並んでください．住所と名前はちゃんと書いておいてください．紹介状は？ 保険証がないとダメですからね！」
　ずいぶん上から目線だな．そうではない人もいるのだろうが，不思議なもので，一人のスタッフの印象が病院全体の印象を決めてしまう部分もある．
　さてと……診察券を作らないといけないし．書くもの書いて早く手続きするか．
「お願いします．今日，循環器科で予約を取っていますが」
「あ，ヤブークリニックからの紹介状をお持ちですね？ それでは，受診票に書いていただくことがあるので，こちらにどうぞ」
　この人はいいな．言葉づかいも華美なものでなくていいから，普通に話してほしい．そういえば，あいつが言ってたっけ？ 病院にかかると，看護師がいつも「お胸の症状はないですか？」って聞いてくるって．"お胸"ってさ……ははは．"お"をつければなんでも丁寧だと思ってるのかもしれないけど，そんなの変だよな．
「では，こちらをお持ちいただいて2階の循環器外来へ行ってください」
　慣れない建物，慣れない人，なによりもどんな医者が自分の担当なのか，ど

れもこれも考えると心が落ち着かない．なんとなく不安になる．

「こちらの待合でお待ちください．2番の外来から呼ばれますので」

「どのくらい待ちますか？」

「そうですね……．う～ん．15番目なので，1時間以上はかかるかなと思うのですが」

　予約した時間にきても，そのとおりには呼ばれないのが病院．病院にかかる時は1日仕事になると言ってはいたけど，こりゃ先が思いやられる．そういえば，いつもクリニックで一緒になるあの人はどうしてるかな……．これからはここに定期的にかかるなら，待ち時間をどう過ごすか考えないとな．

「青山さん，青山智一さん．2番にどうぞ」

　ようやく呼ばれた．なんとも言えない気分……．入社試験の面接を受ける時のような気分？

と，思ったが，そんな昔のことは思い出せるはずもない．

「こんにちは．だいぶお待ちになりましたよね．担当の小林といいます．よろしくお願いします」

　お！好印象．自己紹介してくれるなんて新鮮だな．なんとなく気持ちも楽になる．

「紹介状の内容も拝見しました．心房細動で診断そのものは間違っていません．今お飲みになってる内服薬ですが，非常に一般的ですし，無難な内容だと思います．もうすでにご存じだと思いますが，心房細動の治療で重要なのは脳梗塞の予防です．そのお薬も出ていますし，青山さんは血圧も高いですから，高血圧のお薬も出ていますね」

「私の病気はいつから始まったとかはわかるんですか？　以前に動悸がひどかった時がありましたが，最近はちょっと違和感を感じる程度で，以前よりむしろ楽な気がするんですが」

　不思議と普通に質問できた．

「心房細動そのものが，いつから始まったのかを正確に知ることはとてもむずかしいです．というか，できないと言ったほうが正しいかもしれません．ですので，私どもが拝見する時に心房細動と紹介される患者さんは，**"初めて発症した（初発）のではなく，初めて見つかった不整脈"であるという表現のほう**

が正しいということになります ☞ ⑬ （78 ページ）．実はこのことは心房細動診療の基本に関わる重要な考え方です．いつの間にか心房細動になっていて，少しずつ病状が進む．発作時に症状がある人は見つかりやすいですが，そういう方は全体から見れば一部なんです」

いつ頃始まったのかもわからないのか……．そんなもんなのかな．

ま，とりあえず今のクスリが無難だと聞いてホッとした．

「健診以外に，心臓に関して細かな検査はお受けになっていないですよね？　今後，薬は続ける必要がありますし，もう少し細かなチェックもしておきましょう」

確かに，不整脈だと言われてから薬を飲み始めたが，あまり検査らしい検査は受けなかったな．会社の健診以外には満足に検査なんて受けたことないし……．

「あ，わかりました．ではお願いします．で，どんな検査を受けるんですか？」

「そうですね……．とりあえず，一般的な検査と，心エコー検査，超音波の検査ですね．それと，心拍数がどの程度なのかを評価しましょう」

「わかりました．で，心エコー検査とその心拍数？　をみる検査はどんな検査なんでしょうか？」

「あ，今日はもう時間もありませんから，それは看護師から説明しますね．では，今日予約した検査結果ですが，次回の外来の時に聞きに来てください……．次は，1 カ月後の……・」

やっぱり，なかなか患者が満足するような説明をしてくれる医者は少ないのかな．

でも，挨拶もしてくれたし，言葉づかいも丁寧だった……．

ん？　でも，待てよ，それあたり前か．俺たちの考え方が変なのか．

できればもうちょっと説明を聞きたいものだな．

やっぱり病院は慌ただしい．それに疲れた．

「青山様，青山智一様」

あ，呼ばれた．ちゃんと説明を聞いて帰らないとな．

「こちらにどうぞ，おかけください．看護師の佐々木といいます．一般検査以外は予約検査になりますが，もし，今日まだお時間があるなら，一般検査をお

帰りになるまでに受けていただくことはできますが，どうされますか？ だいぶ，診察までお待たせしたので，今日はずいぶんお時間をいただくことになってしまってすみません」

　病院にかかるときは1日仕事だと覚悟を決めてきたけど，こうやって言われるとありがたいような，ちょっと安心するような……．

「時間はまだあるので，受けられるものは受けて帰ります」

「それでしたら，先に今日お受けいただく検査からご説明します．胸部エックス線と血液検査，心電図になります．胸の写真は1階放射線科で受付していただいて，そのまま指示どおりに検査を受けてください．その後は血液検査ですね．隣の検査科で同じように受付してください．最後に，心電図ですね……．これは生理機能検査室ですが，もう一度こちらの2階へ戻っていただいて……」

「わかりました．では，今日はその3つを受けて帰ります．他の検査はいつ病院にくればいいですか？」

「残り2つは，心エコー検査とホルター心電図検査になります．心エコー検査は超音波の検査ですので，特に痛みを伴うような検査ではありません．だいたい15〜30分程度かかります．**心エコー検査は心臓の形や大きさ，動きを評価する検査です** ☛ ⑭ （79ページ）．ホルター心電図は，小さな機械をつけていただいて，1日24時間の心電図を記録して，心拍数ですとか，不整脈を評価します．青山様の場合ですと，心房細動なので，おそらく**心拍数が適切かどうかや，心房細動以外の不整脈はないかどうか，といったことを評価するためにホルター心電図の検査を行うのだと思います** ☛ ⑮ （81ページ）．胸に電極を付けて，腰に小さな機械を付け，普段どおりの生活をしていただきます．普段どおりの生活の中でどうなっているのかを評価したいので，仕事も普通にしていただいて構いません．ただ，検査中は入浴ができなくなります．そうですね……，予約ですが，ご都合はいかがですか？」

　残り2つの検査は，あらためて病院に来て受けることになった．指示どおり，今日受けられる検査を受けて病院の玄関を出ると，目の前を下校途中の小学生が駆け抜けていった．

「ふ〜こんな時間か……．もう4時だよ．こんなんじゃ，病人の中でも元気な病人でないと病院なんて通えないよな．そういう意味ではまだ俺なんてマ

そして専門病院へ **3**

シなのかな」

　変なことに納得しながらその日は終わった．

　そして，予約してあった検査の日の午前中は会社を休みにした．心エコー検査を受けた後，ホルター心電図を付けてもらい，そのまま会社に戻った．

「ずいぶんとしっかりテープで固定されたもんだな．でも，体をひねったりするとずれてしまいそうだし，何か違和感も強いし，心臓の動きを記録されていると思うと変に緊張してしまうよな．ちゃんと記録されてんのかな」

　俺のように，意外に神経質な人間には，どうでもよさそうなことまで心配になる．食事やトイレの時間，また何か気づいたことや，胸に症状があったら，記録用紙に書くように言われたが，常に気になってしまって．何か落ち着かない……．

「全然普段どおりではないな」

　これが，ホルター心電図を受けた時の自分の素直な感想．簡単な検査だと言われたが，これだけでもうお腹いっぱいになる．病院から足が遠のく感じがした ☞ ⑯ （83 ページ）．

　そして，早くも 1 カ月後．

　今日は，専門病院への 2 度目の外来の日．初めての時にかなり待たされたから，今回は準備よく暇つぶしのための本を持ってきた．周りもよく見ると，クロスワードパズルをしていたり，本を読んだり，待合のテレビを楽しんだり，いろいろだ．

　そういえば，ホルター心電図を受けたことで気づくことがあった．というよりも，自分の体のことをこれほど気にしたこともなかったので，この検査を受けたことは良い機会になった．

　医者から言われたようなドキドキ感のような動悸はないが，胸のつかえや違和感みたいなものを感じることは多いし，疲れやすいのも単に“年のせい”くらいにしか考えていなかった．それがすべて不整脈のせいかは別だが，日によってかなり体調に違いがあることに気づくことができた．

「青山さん，青山智一さ〜ん．2 番へお入りください」

● **63**

「お，呼ばれた」

そそくさと，本をしまい診察室へと入った．そして，今まで受けてきた検査結果を聞かされた．

「まず，血液検査の結果からお話ししますね．尿酸値と中性脂肪が高いですね．それと，ちょっと肝機能の数値が上昇しています．お酒がお好きでしたよね？血液検査の結果もお酒が好きな方に出るような典型的なパターンですね．でも，幸い，はっきりとした糖尿病ではなさそうですね」

尿酸と中性脂肪は，会社の健診でも言われていることだから，あまり気にならなかったが，糖尿病に関しては嬉しかった．多少覚悟はしていたし，健診でも若干血糖高めなんて言われていたから．こうやって一喜一憂するのは，仕方ないことか．

「あと，心エコー検査の結果をお話ししますね．収縮能そのものは問題ありません．ただし，若干心筋が肥大していますね．これは高血圧の影響が強いのだと思われます」

「シンキンですか？ それって何ですか？」

シンキン……．信金しか知らん．

「心筋は心臓の筋肉のことです．肥大は分厚くなっているという意味ですよ」

「それは何か問題なんでしょうか？」

「血圧の影響で，心臓に負担がかかっているというサインです．もちろん心房細動にも関係が深いですね」

「なるほど……」

血圧か……放っておいたからな．言われても仕方がない．血圧って"この病気"ともやっぱり関係があるんだな．

「あとは，左房径，これは心房の大きさなんですが，若干大きめですね．45 mm でしたが，おおむね 42 mm までが正常ですから，やはり，不整脈による心房への負担は多少出ているのだと思います」

よくわからんが，とにかく心臓への負担はすでにけっこうあるってことだろうな……．

「それから，24 時間心電図検査の結果ですが，この検査をお受けになっている時の体調ってどうでしたか？」

ん？ そんな急に言われてもな……． 覚えてないぞ．

確か，もう一つの検査と一緒に受けたから，

「あ～そうですね． 普段とあまり変わらなかったような気がします． 普段どおり，会社にも行きましたし，普段どおり飲みにも行きましたし……」

しまった． 一言余計だったかな．

「ただ，気持ちのうえでは，検査を受けているという意識もあってか，落ち着かなかったですね」

いや，簡単な検査と言われたけど，なんか肩がこったし，普段とはほど遠かった．

「そうなんですね． というのは，どうやらキレイな脈の時もあるようなんです． 確かに不整脈の割合は多いですが，それでもキレイ脈を行ったり来たりしているみたいですね． ちなみに心拍数ですが，1日に約130,000拍程度で，不整脈の時に心拍数が早い傾向にありますね． 一番早い時で毎分160回程度ですから，けっこう早いほうだと思いますね． この点についてはもう少し改善すべきかなと思います． 心拍数が早すぎるので，心臓への負担も大きいのではないかと思います」

そうか……． 不整脈でない時もあるんだな．

じゃ，治るのかな？ そうだ，聞いてみよう．

「治す方法はあるんですか？ 確かに最近疲れやすいなとは思っていましたが，年のせいくらいにしか思っていませんでした． これも不整脈と関係あるんでしょうか？」

「いったん心房細動になると治すというのはかなりむずかしいですね． 基本的には徐々に悪くなっていくものだと思います． もっとも，疲れやすいのは不整脈の影響もあるかもしれませんね． 今回の記録を見ると，日中にも夜間にも出ていますし，食事時？ でしょうか？ そのくらいの時間帯にも出てますね． 心房細動は主に日中出やすい人もいますし，夜間に出やすい人もします． モノを食べた時の嚥下で出るなんて人もいるんですよ」

同じ不整脈でもいろいろあるものなんだな．

やたら胸焼けみたいなイヤな感じがするのも，もしかして不整脈なのかな？

「青山さんの場合は，症状そのものはそれほど強くないようですが，短期間に

治ったり不整脈になったりするので，発作性心房細動という診断名になりますね．当面は不整脈を出にくくするお薬がいいと思います．あと，不整脈になった時に心拍数が早いですから，それももう少しコントロールしたほうがいいですね．もともと飲んでいたお薬に追加しますが，いいですか？」

　いいもなにも，医者から言われて"ノー"と言える患者のほうが少数派だろう．でも，"モンスターなんとか"みたいに，なんでもかんでも言いがかりのように言う人もいるんだろうな．

　想像するだけで面倒くさそうだ．医者に同情しても仕方ないが．
「わかりました．その不整脈を治すクスリですが，それを飲んでいると治るんですか？」
「あ，いや，治すのではなく，不整脈を出にくくするんです」

　治すと，出にくくするとでは何が違うんだ？　本当に医者の言うことはわかりづらい．
「え，でも，不整脈は出なくなるんですよね？」
「はい，ある程度は良くなると思います．ただ，効果は人によってかなり違いますね．ちなみに，今回処方する薬は抗不整脈薬といわれる薬の中の一つですが，問題もあります．他に心臓の筋肉に異常がある場合，たとえば，**心筋梗塞を過去に発症したことや，心臓の筋肉そのものに異常がある場合には抗不整脈薬は使えないことも多いです** ☛ **⑰**（85 ページ）．腎臓が悪いお年寄りにも使いにくいですね．青山さんの場合には，心エコーの結果では心筋に目立った異常もなさそうですから……」
「しつこいようですが，治るわけではないんですか？」

　ここは大切なところだからな．しっかり聞いておかないと．
「外来の時間も限られていますので，手短に説明しますね」

　あ，ちょっと機嫌悪くなってきたな．大切なところほど手短にしないでほしいんだが．

　それとも，今度にしておけばよかったかな．
「心房細動はですね，高血圧や糖尿病なども原因になりますが，年齢やアルコール，ストレスなどの生活習慣もかなり影響します．いろいろな原因が複雑に絡み合って結果として不整脈として出てくるものです．ですので，結果である不整

脈だけに対処しても限界があるという意味なんです．大雑把にいうと，どのような抗不整脈薬を用いても，数年で半分くらいの方で効果がなくなってきます」
「は〜そんなもんなんですね」

　根本的な原因に十分に対処できないのに治るわけないよな．実は，運動してやせて，栄養のあるものを食べれば治るとか？　なんてないか……．ガッカリだな．でも，ある程度薬で良くなるなら，多少薬が増えても仕方ないか．でもな，また薬か．
「じゃ，どうせ効かなくなるなら飲まなくてもいいんじゃないんですか？」

　つい，心の中で思っていたことを口に出してしまった．みるみる目の前で医師の表情が変わっていく．まずかったかな……．やっぱり．
「飲む飲まないは，あなたしだいです．どうしますか？」

　強い口調に変わった．
「お時間とってすみませんでした．よくわかりました．じゃ，お薬をもらって帰ります」

　今日は，帰ろう．でも，なんで俺，謝っているんだろう．

　モンスターペイシェントではないと思うがな．やれやれだ……．

　結局，脈を抑える薬と，不整脈を"出にくくする"薬を処方してもらい病院を出た．でも，すでにどの薬がどのような効果があるのかもわからなくなってきたな．これで，また薬が増えた．でも，話を聞くかぎりでは仕方ない気もする．心房細動の原因の一つである高血圧の薬，脳梗塞予防の薬，不整脈を抑える薬……．サプリでビタミンとか栄養ドリンク飲むよりもマシか．

＊　　　＊　　　＊

　確かに，最近調子いいかもな……．

　そんなことに気づいたのは，この前の外来でもらった薬を飲み始めて2週間くらいたった頃だった．以前から時々感じていた胸の違和感も減り，倦怠感も感じにくくなった気がする．病は気からと言うが，やはりそれは違う．胸やけのような感じは，仕事でパソコンに向かっている時によく感じていたものだが，最近はあまり気にならなくなった．
「よくなっている」

確かにそう感じた．不整脈は治らないと言われはしたものの，このまま治ってくれないものかと思ってしまうのは，誰でもそうだろう．医者にかかるようになって，血圧も下がってきていた．降圧薬を飲んでいるんだからあたり前なのだろうが，以前のように極端に高い数字や測定エラーなんてほとんどなくなった．二日酔いのせいだけじゃなかったか．血圧が下がるのも心房細動にはいいことなんだろうなと思えた．

　最近，足が遠のいていた新橋のガード下に今日は行ってみるか．
　あいつを誘おう．
「おう，久しぶりだな．今日の夜，どうだ．久しぶりに」
「なんだ，久しぶりじゃないか．連絡よこさないから，リストラにあったか，入院でもしたかと思ったぞ．ははは……」
　あいかわらずの会話だが，今日は特に心地よい．この続きはジョッキを持ってからも続いた．
「最近，調子いいんだよ．町医者に行ってから，近くの総合病院へ移ったんだがな，クスリをもらって……」
「へ～，血圧は最近どうなんだよ．前はちょっと高いとか言ってたろ」
　酒が入ろうが入るまいが，いつも同じ会話だ．我々の世代とはこういうものだ．
「結局，クスリを飲んでいるわけだけどさ．でも，やっぱり体調がいいんだよ．なんか体も軽い感じがしてさ．気持ちの持ちようなのかもしれないけど，それでもやっぱりいい気がする．血圧は，上で 140 くらいかな．前みたいに 150 をいつも超えているなんてことはなくなったよ」
　そう，確かに血圧も下がったし，何がどのくらい効いているのはわからないけど，体調がいい．げんきんなもので，血圧が下がり始めると，その下がった血圧を確認したくて，毎朝しっかり測るようになった．
「でも，お前，なんとか細胞？　だっけ？　不整脈だったよな？」
「さいぼうじゃない．細動だよ．心房細動．なんとなく調子もいいから，そっちも調子がいいんじゃないかな」
「そうか，よかったじゃないか」
　こんな会話が取り留めもなく続いた．その後，薬の話に移った．薬に関する

そして専門病院へ 3

共通の話題といえば，血が止まりにくいことだ．とにかく止まりにくい．ちょっと前に朝，ひげをそっている時に剃刀でひっかけて血が出てしまった．以前ならすぐに止まったはずが，なかなか止まらなかった．絆創膏を貼って様子を見ていたが，血が止まるまでにずいぶん時間がかかった．クスリって効くもんだな……と実感した．この点はあいつも同じらしい．

　久しぶりだったが，この店のだすものはあいかわらず美味しい．自家製のつまみが多い．もつ煮に，さつま揚げ，ソーセージ……．なんでも美味しい．どれも体には悪そうな食べ物だが，これだけは医者の言うことは聞けない．日常の楽しみが取られるくらいなら，病気になるほうがましだとさえ思う．

　そう思えるようになったのも，体調が良くなったせいか……．

　人の心は身勝手なものだ．

　病院の再診日．

　最近は調子も良いから，足取りも軽い．

　病院に慣れることがよいとは思えないが，嫌々行くよりはいくぶんましだろう．

　待ち時間にも慣れてきた．1カ月に一度毎回同じくらいの時間に予約をとると徐々に見たことのある人の数が増えてくる．時々目が合って，挨拶をする．なんだか不思議な感じだ．

　そうかと思うと，下を向いたまま全く目も合わせず，呼ばれるまで待つような人もいる．

　こういう空間は自分たちが身を置く世界の縮図のようなものなのかもしれない．

「青山さん，青山智一さん．2番へお入りください」

「よしよし，呼ばれた」

　なんとなく今日は呼ばれるのが早い気がする．

「青山さん，調子はいかがですか？」

「はい．最近は調子がよいように思います．前まであった胸やけのようなざわざわした感じもあまり気にならなくなりました．だるい感じも不整脈のせいだったのかなと思うようになりました．血圧も下がりましたし……」

　今日は，自分でも驚くくらいポンポン言葉が出てくる．やはり人間とはげん

● 69

きんなものだ.

「そうですか. それは良かったです. **血圧が下がると, 心房細動だけで見ても良いことが多いんですよ. たとえば, 心房細動に合併する脳梗塞の頻度も減ります** ☛ ⑱ (87ページ)し, 不整脈の発作そのものも減る方がいるように思います. 心臓にかかる負荷も結果的に減るので, そのおかげで不整脈発作も減るのかもしれませんね」

「そうですか. このまま治ったりすることはないんですか?」

　同じような質問を何回もした記憶があるが, 治ってくれないかなと思うのがやはり心情だ.

「そうですね. そうであればよいのですが……. 心房細動にもいろいろな原因があって, たとえば高血圧はその代表格ですね. **不整脈の原因に対してアプローチして, 発作そのものが減ったりすることを期待する治療をアップストリーム治療という** ☛ ⑲ (88ページ)のですが, いったん心房細動を発症した方には, 皆さんが期待するような効果はなかなか得られないんです. 青山さんにはARBというタイプの血圧を下げるクスリを飲んでいただいていますね. **心房細動をいったん発症した場合にはACE阻害薬やARBは十分な効果はありませんが, 心房細動が未発症の高血圧や心臓病の方に処方した場合, 心房細動になりにくくする効果は認められています** ☛ ⑳ (89ページ)」

「そうですか……. 先生, もう一度何? 治療ですか?」

「アップストリームです. ARBなどの降圧薬の他にもコレステロールの治療薬であるスタチンと呼ばれる薬や, 青魚に含まれる脂(ω3系不飽和脂肪酸)なども心房細動抑制効果も調べられてきました. **スタチンはコレステロールを下げる薬で, 心筋梗塞などを患った場合には再発予防の観点から必須の薬剤です. 新規の心房細動に対する予防効果が検討されていますが, 今のところ, 特別な場合を除き予防効果は認められていません** ☛ ㉑ (90ページ).

　それから, ω3系不飽和脂肪酸は, 特にサバなどの青魚に多く含まれています. もともとイヌイットに血管病が極端に少ないことから, 魚油に含まれる脂肪酸に血液をサラサラにする効果があることがわかりました. 今では, 中性脂肪やコレステロールを下げる薬剤としても用いられていますし, サプリメントとして市販されているものもありますよ. 血管病を予防できる可能性がある薬

として期待されていますね」

「アップ……アップストリームですか……．魚をたくさん食べるとやはり体には良いものなのでしょうか？」

「そうですね．魚は一般に体に良いと考えてよいと思います．**このω3系不飽和脂肪酸には副作用らしい副作用はありませんから，安心して使うことのできる薬です．心房細動の予防効果が期待されているのですが，今のところ十分な結果は得られていませんね** ☞ ㉒ （92ページ）」

結局，可もなく不可もなくか．ここでも，期待を裏切られた感じがした．このまま治ってはくれないのか……．

「あ，それから先日受けていただいた血液検査ですが，特に目立って問題はなかったんですが，尿酸値がやはり高いですね．8.6 mg/dL でした．以前にお酒が好きだと聞いていたので，そのせいだと思いますが，できればあまり薬も増やしたくないので，気をつけてください．**最近，尿酸そのものも動脈硬化や心房細動との関連もいわれていますし，昔のような痛風の原因という単純な話ではなくなってきています** ☞ ㉓ （94ページ）．じゃ，とりあえず調子も良いようですから，今日から2カ月分のお薬を出しておきますね」

「あ，わかりました」

また，酒のことを言われた……．しかし，これだけはな……．

ただ，調子もよいし，病院は2カ月おきになったのはよかった．治ることはないのかなと思ったとき，カテーテル治療について聞き忘れたことを悔やんだ．

病気になってから悩むよりも，ならないようにすることが大切なんだろうけど，それができないんだよな．

＊　　　＊　　　＊

そして，あれから，一年経った．俺の年になると一年なんてあっという間だ．

調子も良かったし，病院に通っている間，特段何も言われることもなかったから，病気のことを調べることも最近はほとんどなくなった．習慣になっていた血圧測定も最近はちょっとサボり気味．時々，思い出したように測るとけっこういい数字だったりするから，なおのこと安心していた．そう，"あのとき"

● 71

が来るまでは，もう治ったと思っていたのに……．

「部長，お昼一緒にいかがですか？」
　たまには若いやつとお昼でも食べに行くか．病気をしてから何となく気が進まない感じがして，昼も控えめにしていたしな．
「おお，じゃ行こうか」
　最近，会社の周辺は再開発で新しいビルへの立て替えが進んでいる．新しいビルが建つと，新しいレストランが入ったりするから，けっこうこれが会社勤めには楽しみの一つだったりするのだ．今日は，若いやつに合わせて，丼ものの店に来た．ワンコインをうたい文句にかなり流行っている．人混みがいつになく息苦しく感じた．
「おまえは天丼か．俺は，親子丼にしようかな」
　店の椅子に座ると，何となく胸に違和感を感じた．胸焼けのような……何だろう．
「気持ち悪いな……」
「部長，顔色悪いですよ．大丈夫ですか？」
「ああ，大丈夫だ．何か昨日悪いものでも食べたのかもな」
　昨日の夕食は家内が作ったものだ．あ，だからどうしたということではない．
　なんとも言えない不快感．どこかで同じようなことを自覚したような気がするが……．脈をとってみた．いやなに，これは病院にかかり始めたときによくやっていたことだった．
　もうそんなことさえも忘れかけていたのに．
「あれ？　わからないな……」
　独り言とも言えない言葉がつい漏れた．
　これは，"あれ"なんじゃないかと気づいたとき，突然一年前に戻されたような気がした．
「部長，本当に大丈夫ですか？」
「ああ，大丈夫だ」
　大丈夫ではない．単に一年前を思い出しただけだ……・．

そして専門病院へ **3**

「先生，この前お昼を食べたときに，急に気分が悪くなって，胸が苦しい感じがしたんです．しばらくしたら自然に良くなったんですが……」

　病院でこの前のことを説明している間，驚いた様子もなく，ふんふんとうなずきながら担当医は聞いていた．

「少なくとも，今日検査した心電図には異常はなかったですが，もしかすると薬の効きが悪くなってきたかもしれませんね」

「え？　効かなくなってきているんですか？」

　あまり考えたこともなかったが，初めのころに言われていたっけか．

「もし，そうならどうすればいいんですか？　治っているわけではなかったんですか？」

　つい，思ったとおりのことを口に出してしまった．

「青山さん，以前から申し上げているように簡単に治る病気ではないんです．今お聞きしたお話だけではなんとも言えないのですが，その可能性はあります．今飲んでいただいている薬は徐々に効きが悪くなってきます．というよりも正確に言い直すと，心房細動の病状は徐々に進むということです．**抗不整脈薬の効果は一定でも，心房細動の病状そのものが進めば当然薬の効きも悪くなるということになりますから** ☞ ㉔（95 ページ）．ただ，今回は，もう少し様子を見ましょう」

「先生，もし，同じようなことがこれからも何回も出るようなら，どうなるのですか？」

「そうですね，薬を変えるか，カテーテル治療をするかのいずれかですね．ただ，今のところはそれを考える必要はないと思いますから，いずれにしてももう少し様子を見ていきましょう．**脈を整える薬を強いタイプにするだけでも，症状が楽になる可能性はあると思いますよ** ☞ ㉕（97 ページ）」

　すごろくでふりだしに戻されたような気持ちって……いや，もっとひどいか．

　また元どおりか，そんなことを考えながら病院を出た．

　帰り道で頭の中を今日のことが堂々巡りしながら，いつの間にか家の前にいた．

　久しぶりに，また調べてみるか．

「心房細動，クスリ，効かない，クリック！」

　同じような悩みを抱えている人が多いことがよくわかる．ブログの中に病状

● **73**

を記録していたり，飲んでいるクスリを自分なりに調べて評価していたり，質問
コーナーに質問している人もいる．その中で，ある人のブログに目が留まった．

『私が，心房細動という病気にかかって，10 年近く経ちます．最初は，あ
まりに苦しくて救急車で病院に運んでもらいました．とにかく，自分の心
臓でないような気がして不安で不安で仕方なかった．病院の先生には，こ
んな不整脈のために救急車を使うな，なんて言われたけど，患者の気持ち
は彼らには伝わらないのだろうか？ 苦しいんだから，仕方ないじゃないか』

かなりつらい症状の人もいるんだな．でも，病院に不満があるのは一緒か．

『病院から近くの診療所を紹介してもらいました．私の不整脈は，とにか
く脈が早くなるので，脈を遅くする薬をいろいろ出してもらいました．ジ
ゴキシンとか，ベラパミルとか……お薬手帳を見ながら自分で調べたこと
もありました．昔から飲んでいたジゴキシンは，最近はあまり使われない
とかで，飲まなくてよくなりました』

今はネットで薬も調べられるしな．みんな同じようなことをしているのだな．
ネットで調べても結局，医者や薬局の人に聞いているんだから，なんか不安に
なるだけだよな．
「ジゴキシン？ あれ，どこかで聞いたことのある名前だな．なんだっけな」
　確かにどこかで聞いた．けど，なかなか思い出せない．
「あ，そうか．あの駅前のクリニックで一緒だったお年寄りが飲んでいたとか
言ってたやつだ」
　適当にヒットしたサイトを開いてみた．
　なになに，『**一昔前までは心房細動で脈を整えるためにはジゴキシンでし
た** ☞ **㉖**（103 ページ）．最近ジゴキシンを処方することはめっきり減りまし
た．というのも，昼間の脈を整える効果はそれほどでもないのに，夜間の
脈を極端に抑えてしまうことがあるからです』……か．
　その以降の内容は正直言って，あまり理解できなかった．

そして専門病院へ **3**

　そして……また次の外来の日になった.

　相変わらずの病院の待合.
　予約時間なんてあってないようなものだ. しかし, どうしてこうも待たされるんだろうか. 予約する人数をもっと考えればいいのにな. 病院に大きな本屋とか, マッサージ屋でもあれば盛況だろう. ここにあるのはせいぜいコーヒーショップくらいだろうか. 病院の経営者なんて, そんな気の利いたことを考えるやつもいないだろう. こんな無味乾燥なところで何時間も待たされる身にもなってほしい. 待ってあたり前だと思っている医者や看護師の態度を見るとムカつくが, 待たされて受付に文句を言っている他の患者の姿を見ると, さらにイライラする. みんな同じように待っているのに, どうして自分だけ特別だという気持ちになれるんだろうか. そうかと思うと, 時々見かけるおじいさんなんて, 何時間でも黙って本を読みながら待っている. ここまでくると, もはや仙人の領域だな.

　そんなとき, よく見る人が, たまたま隣に座った. 無性に話しかけたくなった.
「診察終わったんですか?」
「ええ. とりあえず終わりました. でも, 電気ショックをしようって言われたんですよ」
「電気ショックですか? それは何をするんですか?」
　電気ショックって, ドラマとかで時々見るあれか.
「私, 心房細動でこの病院にかかっているんですが, 以前はちょっと動悸がしても少し我慢していれば勝手に治っていたんですが, **何日か前から動悸が治らなくて. 気持ちが悪くて夜も眠れないんです. そのことを医者に言ったら, 電気ショックで治しましょうって言われまして** ☞ **㉗** (107 ページ)」
　こんなところに戦友がいたとは.
　しかし, 電気ショックしないといけない状況ってどんな時なんだろうか.
「怖くないんですか? それって」
「そりゃ, 私も怖いですよ. でも, しばらく寝ている間にすぐ終わるからって. 簡単な感じで言われたし, なにより苦しくて, 早く治ってほしいんです」

● **75**

しばらくこんな話が続いていた.

　短時間麻酔で寝て, その間に電気ショックをかけるから, 特につらいことも
ないし, われわれのような素人が思っているよりも, 安全な治療だと説明して
もらったようだ.

　でも, 普通は怖いよな. 寝てる間と言っても……. ドッカンってやつだろ.
やっぱり怖いよな. 俺はというと, 電気ショックなんて言われたことないな.
それほど, 苦しくて寝れないというほどまでは困っていないからかな.

「電気ショックで治らないと, きれいな脈に戻すことは他の治療でもむずかし
いのだそうです」

「そういうものなんですか？ 私の場合は, 時々少し動悸はありますが, しば
らくすると, 治ってしまうので」

　同じ病気でも人によってずいぶん違うものだ.

「私は心房細動になってから 10 年以上になるんです. 初めは, 1 年に 1 回く
らいだったのに, 最近数年で急に増えた気がします. 担当医からはカテーテル
をやってみてもいいのでは？ なんて言われているんですが, 怖くて怖くて」

　私よりも若く見えるこの人は, かなり長い間不整脈に悩まされていたようだ.

　カテーテル治療か, 本当のところどうなんだろうか.

　そうこうしている間にちょうど呼び込みの放送が耳に入った.

　よし！ 今日こそ聞いてみるか.

「最近, 何となくだるかったり, 胸焼けみたいな感じがすることが時々あるん
です」

「どんな時に, 自覚しますか？」

「寝不足の翌日とか, ちょっと飲み過ぎた時, でしょうか」

　あ, また余計なことを言ってしまった. 医者に飲み過ぎとか, タバコは禁句
だよな.

「いや, 実は今日拝見した心電図も心房細動だったんです」

「あ……そうなんですか」

　この時はあとから振り返っても, 一番ガッカリした瞬間だったかもしれない.

　確かに最近調子は良くなかった気がする.

　今日は, 自分からカテーテル治療について聞いてみた.

そして専門病院へ **3**

「あの～，先生．カテーテル治療って，どうなんでしょうか？」
「そうですね．青山さんには聞かれるのではないかなと思っていたところでした．普段からいろいろ調べていますよね．もう一度簡単に青山さんの病状について説明しますね」

　あらためて自分の現状について，簡単に説明を受けた．症状そのものは比較的軽いほうだが，不整脈が出たり消えたりする，いわゆる発作性という段階で，この病院に来て新しく出されたクスリで当初は効いていたが，今は徐々に効かなくなっているということ．専門的な言い方をすると，薬物治療抵抗性という表現を使うそうだ．このままだと，持続性といって，薬物があまり効かない状況に徐々に進んでしまうから年齢からみても，カテーテル治療を考えてみることは妥当なことだろうとの説明を受けた．

　しかし，この病院では心筋梗塞や脳血管障害等に対するカテーテル治療はやってはいるが，心房細動のカテーテル治療は行っていないから近くの経験豊富な施設へ紹介するとの説明だった．また紹介されるのかという，面倒だという気持ちと，むずかしい治療なのかもしれないという漠然とした不安感が入り混じって，今日この話を切り出さなければよかったな……とちょっと後悔した．

　家に帰り，紹介状を書いてもらった循環器センターのホームページを開けてみた．今かかっている病院もそうだが，最近の病院紹介のウェブサイトには本当に細かなことまで書かれている．循環器センターの不整脈担当のところを読んだ．とりあえず初回はじっくり病状説明や一般的な話をしてくれると書いてある．そうそう，最初は重要だよな．前の病院に初めてかかった時は，再診の患者さんの合間だったらしく，とにかく慌ただしかった．こっちの話なんてほとんど聞いてもらえなかったもんな……．もう少し，工夫すればいいのにと思う．俺たちなんて日々どうやったら商品が売れるかっていろいろ考えているけど，病院ってそういう発想はあまりないんじゃないか．お互いイライラせずに満足できるほうがいいと思うんだが．世間ではよく言われているけど，医療者ってなんだかんだと鈍感なのかな．

　ま～初回だけでも話をしっかりしてくれて，こちらの話を聞いてくれるならけっこうなことじゃないか．そんな思いで受診の日を待つことにした．

● 77

> **13** 心房細動そのものが，いつから始まったのかを正確に知ることはとてもむずかしいです．というか，できないと言ったほうが正しいかもしれません．
> "初めて発症した（初発）のではなく，初めて見つかった不整脈"であるという表現のほうが正しいということになります．

13 初めて発症したのではなく，初めて見つかった不整脈であるということ

　外来や救急外来を担当していると，"初めて"動悸発作を認めた心房細動の方に遭遇することがありますが，患者が訴えた症状を額面どおりに受けとめてはいけません．

　心房細動全体の約40％程度は無症候であるとされ[50]，心房細動が厳密にいつ始まったのか？は実は誰にもわからないのです．たとえは悪いですが，一匹ゴキブリが見つかると，実はその何倍もいたりする……それに近いのです．

　ですので，不用意な除細動や薬物的介入は，ガイドラインでも勧められていません．

　実は，ガイドライン[51]にも，こう書かれています．

「診療の出発点は心房細動初発ではなく，初めて診断された心房細動であるということを忘れずに」

☞ ⑭ 心エコー検査は心臓の形や大きさ, 動きを評価する検査です.

14 心エコー検査

　心エコー検査（心臓超音波検査）には2種類あります. 経胸壁と経食道です. それぞれの検査の意義について考えてみようと思います.

● 経胸壁心臓超音波検査 (TTE：transthoracic echocardiography)[52)~54)]

① 基礎心疾患の有無を確認する

　左室の大きさや壁の性状を評価し, 潜在的な心疾患の確認を行います.

- 冠動脈疾患に伴う局所壁運動異常
- 心筋症に伴う左室の拡大や壁の不均一な肥厚
- 高血圧に伴った壁の肥大や拡張障害の有無
- 弁膜疾患の有無
- 心膜疾患の存在（心嚢液貯留や収縮性心膜炎の有無）

　特に, 左室機能低下そのものも脳卒中リスクですので, 心機能の評価は非常に重要です.

② 弁膜症性か非弁膜症性かの鑑別

　リウマチ性弁膜症と人工弁置換術後に合併する心房細動は弁膜症性心房細動に分類されます.

　抗凝固療法を行う際に, 弁膜症性心房細動ではワルファリンがいまだに第一選択です.

③ 左房径

　心房細動の病期が進むとともに左房は拡大する傾向にあります. つまり, 左房拡大を認めると, 心房細動が再発しやすいといえます. 特に, 左房径60 mm以上では洞調律維持は非常にむずかしいとされています.

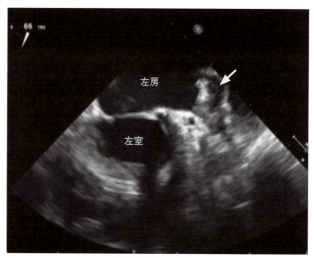

図14 経食道心臓超音波画像
左心耳内(矢印)に血栓が描出されている

- ● 経食道心臓超音波検査(TEE：transesophageal echocardiography)[55)〜58)]

　経食道心臓超音波検査は，より詳細な弁の性状や心機能の評価が可能ですが，心房細動では特に，左房内血栓(特に左心耳)や大動脈プラークの観察に適しています．左房内のモヤモヤエコー(SEC：spontaneous echo contrast とか，smoke-like echo ともよばれています)は心房細動の半数程度に認められ，左心耳血栓を有する80%程度に観察されるとされています．

　また，左心耳最大血流速度の低下(20 cm/秒以下)は，血栓形成やモヤモヤエコーと密接に関係があるとされています．

> **15** 心拍数が適切かどうかや，心房細動以外の不整脈はないかどうか，といったことを評価するためにホルター心電図の検査を行うのだと思います．

15 ホルター心電図

　不整脈診断に必ずといってもよいくらいに用いられるのがこのホルター心電図だと思います．ただ，一般に広く用いられているものは24時間記録するタイプなので，その検出感度は必ずしも高くはありません．最近では，不整脈検出感度に優れたイベントレコーダー（自覚症状がある時の心電図を患者さん自身が手動で記録する）やループレコーダー（ホルター心電図よりも長期間にわたるモニタリングが可能）なども用いられるようになってきていますので，ホルター心電図

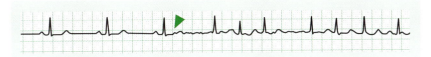

図15-a　洞調律から心房細動に移行している（矢印）

図15-b　ホルター
　　　　心電図
（フクダ電子提供）

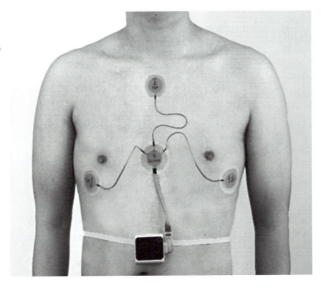

の有用性を十分理解した使い方が大切だと思います．心房細動に限っていえば，有症候性の患者さんであっても，発作全体の3分の1から半分近くは，無症候で起きていると考えられていますので，手動で記録するイベントレコーダーでは拾うことのできない発作をホルター心電図では確認することも可能です．

　ホルター心電図は発作パターン，心拍数，薬効，アブレーション後の評価に用いられます．

●発作パターンの評価

　心房細動を発作性や持続性などといった大まかな病期に分けるのみならず，日中や夜間，体動時や睡眠時など自律神経との関係を評価することができます．稀ですが，食事摂取に伴って発作を認めるような場合もあります．

●心拍数の評価

　一般に，心房細動は心拍数が高くなりやすい不整脈ですが，徐脈傾向である場合には，潜在的な房室伝導障害の可能性を示唆します．

●薬効の評価

　薬効の評価では抗不整脈薬の効果のみならず，催不整脈作用を確認することも大切です．薬物誘発性の伝導障害やQT延長などを確認し，薬物介入が適切かどうかを評価します．また心拍数コントロール（レートコントロール）をしている際には，体動時や夜間の心拍数に注目します．ジゴキシンを用いると夜間の心拍数が極端に低下することもあるので注意が必要です．

●アブレーション後の評価

　洞調律維持効果や心房細動以外の心房性不整脈の合併がないかどうかなどを評価します．

そして専門病院へ **3**

> **16** 「全然普段どおりではないな」
> これが，ホルター心電図を受けた時の自分の素直な感想．簡単な検査だと言われたが，これだけでもうお腹いっぱいになる．病院から足が遠のく感じがした．

16 低侵襲の検査でも十分な説明は必要か？

　本文中にもありますが，やはり検査を受ける患者の立場になると，いろいろ考えさせられるものがあります．ホルター心電図は低侵襲ですし，とても手軽な検査ですが，それでも検査を受けられた方から話を伺うと，

- 小さな機械でもどうしても気になってしまう
- 服の着替えやちょっと激しい動きをしたときに，機械が外れなかったかが心配
- 検査を受けていること自体が不安
- 検査中に常に結果のことが気になって，普段どおりではなかった
- 気になって眠れなかった

など，外来でのちょっとした会話の中で，気づかされることがあります．

　医療者から見ると，負担の少ない検査であっても，受ける側からするとやはり不安なものです．ほんのちょっと気の利いた説明を付け加えるだけで，不安は軽減します．

　筆者自身もつい，忘れがちですが，できるだけ丁寧な説明を心がけています．

解説⑯

医療者として患者に臨む姿勢

　偉そうなことを書くようで，まず最初にお詫びしないといけません．そもそも私自身が理想的な診療ができているとは思っていませんし，これから書くことは，どちらかというと，戒めに近い言葉だと思います．

　私が研修医の頃，医師として尊敬していた方々の身なりは，いつも清潔でスッキリしていました．やむを得ない事情で検査着のまま外来をする時には，まず自分の身なりについて患者さんへお詫びをしている姿を見たことがありました．当時，私自身はその意味について忙しさを言い訳にして，気にしていなかったように思いますが，年を経るにつれ，患者さんにとって身なりがどのような意味をもつのかどのくらい大切なものかがわかるようになりました．そのくらい患者の心は不安でいっぱいなのだと思います．

　患者さんに安心感を与えることで，良好な医師-患者関係が始まります．
　良い関係は良い診療につながります．その安心感の最初に，身なりや挨拶，言葉づかいなどがあると思うのです．初対面の時に，丁寧な言葉づかいで医師から自己紹介がされたら，どんなにか患者は安心するでしょうか．私自身も，もし患者の立場だったら……と考えると，初対面での印象ってとても大切だと思うのです．

　しかし，このようなことを書くと，患者さんやその家族の態度の悪さを指摘する方もいると思います．確かに，言葉づかいが悪かったり へ理屈を言う人もいます．自分の考えのとおりに治療が進まないと，突然態度が豹変する人もいます．しかし，仮にそのような患者に出会っても，私たちが同じ土俵に上がってはいけないと思うのです．私たち医療者が普段どおりに接すれば，いつの間にか患者やその家族の態度が改まることも時折経験します．

　ましてや，私たちが不安いっぱいで受診している人たちに友達にかけるような言葉で接するなんて……自分がもし患者だったらと思うと，決してしてほしくないことだと思うのです．

> **17** 心筋梗塞を過去に発症したことや，心臓の筋肉そのものに異常がある場合には抗不整脈薬は使えないことも多いです．

17 基礎心疾患と抗不整脈薬の関係

　基礎心疾患がある心房細動例では，Na チャネル遮断作用のある抗不整脈薬（Na チャネル遮断薬）の適応は慎重に検討するということは，現在では常識になっています．

　ここでいう，基礎心疾患とは，心筋梗塞後や心筋症などにより心筋になんらかの変性が加わっている場合を指します．『心房細動治療（薬物）ガイドライン（2013 年改訂版）』[59]でも基礎心疾患ありとなしで，薬物投与の選択法に差があるようです（図 17）．

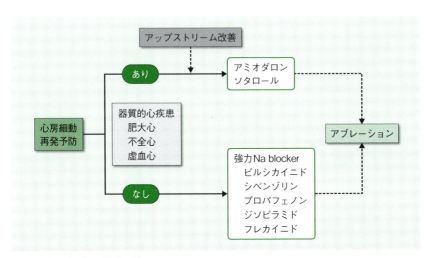

図 17 心房細動の再発予防
（心房細動治療（薬物）ガイドライン（2013 年改訂版）より引用）[59]

　基礎疾患がある場合，アミオダロンやソタロールが考慮されます．また高血圧や基礎心疾患といった心房細動の原因を治療・改善する（アップストリーム　☞解説⓳参照）ことで，心房細動の再発予防に努めます．

　では，基礎心疾患ありとなしとでどうして分ける必要があるのでしょうか？

この理解には，不整脈治療にターニングポイントを与えた以下の重要な臨床試験について復習する必要があります．

● CAST 試験[60]

心筋梗塞後の多発性心室期外収縮を有する患者を対象に，Na チャネル遮断薬であるフレカイニドあるいはエンカイニドを投与し，不整脈などに伴った全死亡をプラセボ群と比較検討したところ，薬物投与群で不整脈死などの死亡率が明らかに増加していることがわかりました．

心筋梗塞後の心室期外収縮は予後不良因子であることから，CAST 試験が発表される以前には，抗不整脈薬が投与されることもありました．良かれと思ってやっていたことがそうではないことがわかり，その後の薬物治療に大きな影響をもたらしました．この CAST 試験を踏まえ，Na チャネル遮断薬は，基礎心疾患のない場合に投与すべきというように変わっていったのです．

「Na チャネル遮断薬は基礎心疾患を十分に考慮し投与する」

血圧が下がると，心房細動だけで見ても良いことが多いんですよ．たとえば，心房細動に合併する脳梗塞の頻度も減ります．

18　高血圧と脳卒中の関係

　心房細動と高血圧は切っても切れない関係です．高血圧は心房細動のリスク因子ですが（☞ 解説❷-1 参照），血圧が高いままですと，塞栓性イベント（脳梗塞や全身性塞栓症）の頻度も増すことが証明されています[61]．

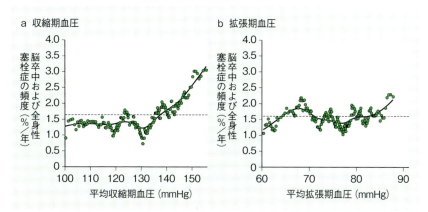

図18　血圧値と脳卒中および塞栓性イベントの関係

（Lip GY, et al, 2007 より引用）[61]

　上の図18は心房細動に対して抗凝固療法を行った際の，血圧と塞栓性イベント合併との関係を示したものです．おおよそ収縮期血圧が 140 mmHg を超えてくると急激に合併頻度が増すことがわかります．

「血圧コントロールは基本中の基本」

不整脈の原因に対してアプローチして，発作そのものが減ったりすることを期待する治療をアップストリーム治療という

19 アップストリームとは？

　心房細動の原因となる心房筋のリモデリング（変性）は，高血圧や炎症，併存する心筋疾患などに伴って形成されるとされています．リモデリングを予防もしくは遷延させることで，心房細動の新規発症を予防する（一次予防）ことや再発予防（二次予防）を目的とした治療をアップストリーム治療といいます．

　現在までに，RAAS系阻害薬（ACE阻害薬やARB），HMG-CoA還元酵素阻害薬（スタチン），ω3系不飽和脂肪酸などが治療薬として検討されています．

> **20** 心房細動をいったん発症した場合にはACE阻害薬やARBは十分な効果はありませんが，心房細動が未発症の高血圧や心臓病の方に処方した場合，心房細動になりにくくする効果は認められています．

20 ACE阻害薬とARB

　レニン-アンギオテンシン・アルドステロン系（RAAS系）と心房のリモデリングは密接に関係しているとされています．心房自体のストレッチや炎症および虚血の曝露はアンギオテンシンII（AII）を増加させ，細胞内Ca^{2+}の過負荷（電気的リモデリング）をもたらすとされ，AIIは心房筋の線維化（構造的リモデリング）も促進する[62]とされています．心房筋の線維化は不整脈の維持にきわめて重要な意味を持つとされていますし，実験的にはアンギオテンシンII受容体拮抗薬（ARB）がその線維化を改善することが証明されていました[63]．

　LIFE[64]，Val-HeFT[65]，CHARM[66]，VALUE[67]などの臨床試験を踏まえ，ARBは心不全や心機能低下例での心房細動新規発症を抑制できる可能性が示されました．心房細動治療（薬物）ガイドライン（2013年改訂版）でもClass IIa（高血圧例ではClass IIb）と比較的高い推奨が与えられています．しかし，比較的最近のメタ解析[68]〜[71]では，ARBの効果を認める一方で，同じくRAAS系の薬剤であるアンギオテンシン変換酵素（ACE）阻害薬に関しては懐疑的な結果も認められています．また，ARBもすでに認められた心房細動の再発抑制に関しては，ARBを対象にした臨床研究（GISSI-AF，J-RHYTHM II，ANTIPAF）では，その効果は証明されませんでした．

　今のところ，高血圧，心機能低下，心不全といった背景がある患者さんの場合，心房細動の新規発症をある程度予防できる可能性はありそうですが，再発抑制や背景疾患が全くない場合には，効果はあまり期待できないようです．

「いったん心房細動を発症すると，ACE阻害薬やARBには再発予防効果は期待できません」

> **21** スタチンはコレステロールを下げる薬で，心筋梗塞などを患った場合には再発予防の観点から必須の薬剤です．新規の心房細動に対する予防効果が検討されていますが，今のところ，特別な場合を除き予防効果は認められていません．

21 スタチン

　スタチンは，コレステロール値の改善治療薬として今日必須の薬剤です．特に，冠動脈疾患の二次予防では非常に重要な位置づけになっています．単にコレステロールを低下させるだけでなく，抗炎症作用や内皮機能の改善なども報告されています．心房細動の発生には炎症や内皮機能障害との関連も指摘されていることから，心房細動に対する予防効果があるのでは？　と過去に検討されてきました．しかしながら，アップストリーム治療という点では，さすがのスタチンもその効果は今ひとつなようです．主要な臨床研究を振り返ってみましょう．

●ARMYDA-3[72]

　以前にスタチン投与や心房細動の既往のない，待機的冠動脈バイパス術200人を対象に，術前7日からアトルバスタチン40 mg/日を投与し，術後の心房細動の合併や入院日数，心血管イベントを非投与群と比較検討しています．スタチン投与群で心房細動の合併が有意に低下（35％vs 57％，p＝0.003）し，入院日数も短い傾向でした．心血管イベントは2群間で差はありませんでしたが，スタチンの抗炎症作用などが心臓手術後の心房細動合併頻度を低下させる可能性が示唆されました．

　しかし，最近になり以下の研究から，周術期のスタチンの効果に疑問が投げかけられました．

●STICS[73]

　待機的冠動脈バイパス術もしくは大動脈弁置換術例1,922例を対象に，ロスバスタチン20 mg/日を投与し，プラセボ群との間で術後5日以内の心房細動の合併，もしくは術後120時間以内の心筋障害の程度を評価しています．結果的にスタチンには有効性は認められず，むしろ腎機能障害が多い傾向でした．

2つの研究を詳細に比較検討すればなんらかの違いが明らかになるかもしれませんが，これらの結果を踏まえると，スタチンといえどもどうやら万能とは言えないようです．

「さすがのスタチンも心房細動の予防においてはどうやら万能ではないようです」

> **22** このω3系不飽和脂肪酸には副作用らしい副作用はありませんから，安心して使うことのできる薬です．心房細動の予防効果が期待されているのですが，今のところ十分な結果は得られていませんね．

22　ω3系不飽和脂肪酸は心房細動を抑制するか？

　ω3系脂肪酸と言うとピンとこない方もいると思います．EPA（エイコサペンタエン酸）やDHA（ドコサヘキサエン酸）というとおわかりでしょう．古くは1970年代後半にイヌイットを対象にした検討で心血管系疾患による死亡率が非常に低いことから注目されるようになりました[74]．

　では，まず脂肪酸について簡単に復習したいと思います．

　脂肪酸は，飽和脂肪酸と不飽和脂肪酸に分かれ，さらに不飽和脂肪酸は多価と一価に分かれます．多価不飽和脂肪酸の中のω3系にEPA（エイコサペンタエン酸）やDHA（ドコサヘキサエン酸）が，ω6系にAA（アラキドン酸）が含まれ

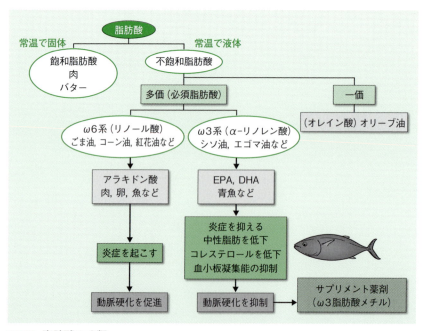

図22　脂肪酸の分類

ます．ω3系は中性脂肪やLDLコレステロールを低下させ，血小板凝集能を抑え，冠動脈疾患などの動脈硬化性疾患の進展抑制効果もあるとされています．主に，サバやマグロ，サンマ，ブリなどの青魚に多く含まれています．今では，サプリメントとして市販もされていますし，また冠動脈疾患の二次予防や脂質異常症に対する薬剤として広く用いられています．

そんなω3系脂肪酸ですが，心房細動に対する予防効果もあるのではないか？と注目されるようになりました．動物実験では，イオンチャネルや細胞間のコネキシンに働きかけ，催不整脈性を低下させるとされ，2004年に発表されたマグロや焼き魚の摂取量と心房細動の発症に関する観察研究[75]では，12年程度の観察期間で，1週間に1〜4回摂取すると，発症率が28％低下し，さらに摂取回数が多い場合，31％低下すると報告されました．しかし，その後報告された研究では，EPAやDHAが心房細動の発症を有意に減少させるとするものはあまりないようです．ごく最近の報告でも同様に否定的な結果[76]でした．脂肪酸は酸化されやすく効率的に摂取することがむずかしいとされ，また効果の検討も観察研究であるため，若干客観性に乏しい部分もあります．しかし今後，摂取の仕方や量，他の食材との関係などが明らかになれば，もしかすると良い知見が得られるかもしれません．

「魚は食べて損はないが，心房細動抑制効果は未知数」

23 最近,尿酸そのものも動脈硬化や心房細動との関連もいわれていますし,昔のような痛風の原因という単純な話ではなくなってきています.

23 尿酸

痛風や慢性腎臓病の原因となる高尿酸血症ですが,最近では動脈硬化への関与も指摘され,心房細動発症リスクの一つとも考えられています.

高尿酸血症を 7 mg/dL 以上と定義した場合,心房細動の発症リスクは 1.67 倍程度と報告されています[77].しかし,他のリスク因子のように,心房細動予防を目的とした高尿酸血症への治療が妥当かどうかはまだわかっていません.

「尿酸の心房細動への関与は予想外に高そう」

24 抗不整脈薬の効果は一定でも，心房細動の病状そのものが進めば当然薬の効きも悪くなるということになりますから．

24 抗不整脈薬投与後の予後

心房細動における抗不整脈薬はいったいどの程度効果があるのでしょうか？

● CTAF[78]

6カ月以内に1回以上の心房細動発作が確認された症候性再発性心房細動 403 例を対象に低容量アミオダロン群，プロパフェノンまたはソタロール群に割り付けて検討されています．心房細動再発率はアミオダロン群で 35％，プロパフェノンまたはソタロール群では 63％ と有意差を認めており，1年後までに心房細動の再発がなく洞調律を維持した症例もアミオダロン群で有意でした（図 24）．

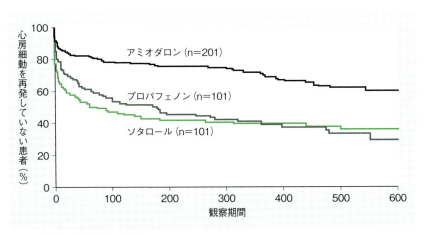

図 24 各抗不整脈薬の効果

（Roy D, et al. 2000, p917 より引用）[78]

● SAFE-T[79]

持続性心房細動 665 例を対象にアミオダロン群，ソタロール群，プラセボ群の3群に分け二重盲検比較試験が行われました．アミオダロンとソタロール群は除細動効果で同等とされ，プラセボより優れており（27.1％vs 24.2％vs 0.8％），

洞調律維持はアミオダロン群でソタロール群より優れていました．さらに洞調律の維持はQOLや運動耐容能の改善に寄与しましたが，予後は各群間で差を認めませんでした．

　大切なことはアミオダロンが優れているということだけではありません．図を見ると，アミオダロン以外の薬剤はおおむね1年で半分，アミオダロンであっても2年程度で半数程度しか効果が継続しないことになります．これは，抗不整脈薬が心房細動を治しているのではなく，抑え込んでいるということを示しているといえます．
　抗不整脈薬の効果がこの程度とは，正直意外ですね．

「抗不整脈薬の効果は治しているというよりも，抑え込んでいるという表現のほうが正しい」

そして専門病院へ **3**

> **25** 脈を整える薬を強いタイプにするだけでも，症状が楽になる可能性はあると思いますよ．

25 慢性期管理における心拍数コントロール（レートコントロール）の意義

　不思議なことに，心拍数といった観点から予後を評価したエビデンスは不足していました．ガイドラインでも目安となる心拍数[*]を提示するのみで，どの程度の意義があるのかはよくわかっていませんでした．しかし，最近になり，ようやく慢性期管理における心拍数の意義が明らかになってきました．

● RACE II[80)]

　永続性心房細動614例を対象に，lenient rate-control群（安静時心拍数110回/分以下）と strict rate-control群（安静時心拍数80回/分以下，中等度負荷時110回/分以下）の2群間で複合エンドポイントとしての心血管死，心不全による入院，脳卒中，全身性塞栓症，出血，致死的不整脈の合併を比較検討しています．一次エンドポイントは両群で同等で，少なくとも短期的（最低2年，最高3年間）には，厳格な心拍数コントロールは必要ないことが示されました[80)]．

　極端な心拍数の制限は，ペースメーカー植え込みや投与薬物による有害事象につながる危険性をはらんでいますが，RACE IIの結果は，必要以上に心拍数制限を行わなくてよいという点で重要な意味をもっています．このことを踏まえ，ESC（欧州心臓病学会）とJCS（日本循環器学会）では lenient rate-control を Class IIa とし，AHA（米国心臓学会）ではエビデンスがいまだ不十分であることから Class IIb としています．AHAでは心機能が保たれ，無症状なら考慮可としており，一方で本邦では lenient rate-control から開始し，自覚症状と心機能を見ながら必要に応じ，より厳格なコントロールを推奨しており，スタンスの違いを感じます．いずれにせよ，適切な心拍数に関していまだ十分な考察がなされていないと言わざるを得ないと思います．

---

[*]安静時60〜80回/分　中等度負荷時90〜115回/分

97

また，最近の報告でおもしろいものがあります．洞調律時心拍数が高ければ高いほど，生命予後を悪化させるというものです[81]．具体的には心拍数が10 bpm増えるごとに生命予後を1.24倍悪化させ，さらに興味深いことに心房細動中の安静時心拍数が114回/分以上のほうが90〜114回/分と比べた場合，生命予後を悪化させる傾向にあるというものです．心房細動中のみだけでなく，洞調律時の心拍数もより低いほうが無難であるということになります．

　補足として，これらの結果はあくまでも慢性期管理における心拍数調節の意義に関する考察であり，急性期管理は別に議論すべきであることを付け加えておきます．

「心拍数コントロールも漫然とではなく，目的意識を持って行いましょう」

心拍数コントロールとリズムコントロール
（抗凝固療法を適切に行うと，リズムコントロールと心拍数コントロールとで予後に差はありません）

薬物治療におけるリズムコントロールとは，抗不整脈薬を用いて，洞調律を維持しようと試みることをいいます．それに対して心拍数コントロールとは，心房細動時の心拍数をコントロールし，動悸などに対する忍容性を高めようとすることをいいます．2000年に入ってから両者の有効性を比較検討する重要な臨床試験が続けて発表されました．そのいずれもが，リズムコントロールと心拍数コントロールには生命予後の観点からは差がないことを示しています．

早速，重要な論文を紐解いてみましょう．

● PIAF [149]

持続性心房細動 252 例（7 日以上持続）を対象としたアミオダロンによるリズムコントロール群とジルチアゼムによる心拍数コントロール群の無作為オープン比較試験では，症状の改善と QOL においては両群間で有意差を認めませんでした．アミオダロン群では運動耐容能の改善は有意に優れていましたが，入院回数は逆に多い傾向でした．

● AFFIRM（図）[150]

心房細動（6 時間以上持続）4,060 例を対象にリズムコントロール群と心拍数コントロール群の 2 群間で行われた無作為比較試験です．5 年後の洞調律維持自体はリズムコントロール群で 62.6%，心拍数コントロール群で 34.6% でしたが，一次エンドポイントである 5 年後の死亡率はそれぞれ 23.8% と 21.3% であり，また二次エンドポイント（死亡＋障害の残る脳卒中＋障害の残る無酸素性脳症＋重大な出血＋心停止）についても有意差を認めませんでした．すなわち，リズムコントロールに対する心拍数コントロールの非劣性が示唆されたのです．この AFFIRM 試験の結果が以後の薬物療法に強く影響を与えることになり，第二の CAST 試験とまでいわれるようになりました．

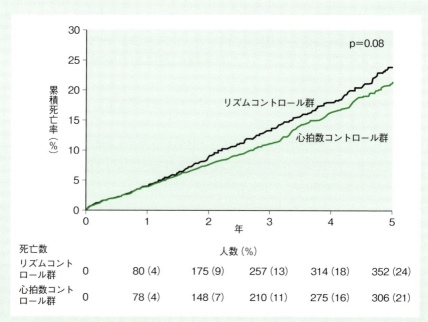

図 2群間の累積死亡率の比較

(Wyse DG, et al, 2002, p1829 より引用)[150]

● RACE[151]

　持続性心房細動（10日以上持続）522例を対象に心拍数コントロール群とリズムコントロール群の2群に分け，生命予後等を比較しています．観察期間平均2.3年で，心血管死，心不全，血栓塞栓症，出血，ペースメーカー植え込み，投与薬剤による重大な副作用などは両群間で有意差を認めず，心拍数コントロールの非劣性が認められました．

● STAF 試験[152]

　持続性心房細動を対象とし，リズムコントロール群（100例）に正常心機能例ではⅠ群抗不整脈薬もしくはソタロールを，低心機能例ではアミオダロンを投与し，心拍数コントロール群（100例）ではβ遮断薬，ジギタリス，Ca拮抗薬もしくは房室接合部アブレーションを行い，無作為割り付け後，比較検討しています．平均19.6ヵ月の観察期間で，両群間の総死亡を含めた一次エンドポイント

に有意差はありませんでしたが，むしろリズムコントロール群で再入院率が高い傾向でした．

● HOT CAFÉ 試験[153]

持続性心房細動 205 例を対象に心拍数コントロール群（101 例）とリズムコントロール群（104 例）の 2 群に分け，心拍数コントロール群については心拍数コントロールが不良であった場合，電気的除細動や ablate & pace などの追加治療を可能とし比較しています．平均 1.7 年の観察期間で生命予後，塞栓症，大出血等の主要評価項目は両群間で有意差を認めませんでした．

● AF-CHF[154]〜リズムコントロールは心不全例の予後を改善するか？

低心機能（EF＜35％）で心房細動を有する心不全例 1,376 例を対象に，心拍数コントロール群とリズムコントロール群の 2 群に分け，その予後を比較しています．リズムコントロール群では 82％ にアミオダロンが投与され，双方の治療群で β 遮断薬および ACE 阻害薬などの RAAS 系阻害薬が 80％ 前後の症例に，抗凝固薬が 90％ 前後に投与されています．平均観察期間 37 カ月間の後，リズムコントロール群と心拍数コントロール群の両群で一次エンドポイントである心血管死で有意差を認めませんでした（27％vs 25％）．全死亡，脳卒中，心不全の増悪などについても同様で両群間の差は認めませんでした．

洞調律を維持しようと試みるほうが，なんとなく良いことをしていそうな気がします．しかし，いずれの比較検討でもリズムコントロールと心拍数コントロールとの間で，リズムコントロールの優越性を示すことはできませんでした．これらの研究から得られるメッセージは，心房細動治療において洞調律を維持しようが，心拍数をコントロールしようがどちらでもよいと言っているのではありません．実は，いずれの臨床試験においてもワルファリンによる抗凝固療法が併行して行われていました．裏を返すと，薬物的にどのようなアプローチをしようとも，心房細動の予後を規定する因子で最も重要なものは，脳卒中をはじめとする塞栓性イベントだということを如実に語っていると言えそうです．

コラム 7 抗不整脈薬の意義
（ざっくりと言えば，抗不整脈薬は，QOLを高めるためにある）

　本邦で抗不整脈薬というとNaチャネル遮断薬を思い浮かべます．少なくともリズムコントロールにおいて本邦では代表選手といえる薬剤です．しかし，洞調律維持に関してその効果は，永続的に担保されるものではありませんし，個々の症例によっても効果にはかなり差があります．また，血行動態などの観点から，洞調律維持をしたいと思うような基礎心疾患を伴う状況ではむしろ使えないというジレンマもあります．
　では，どのような意義があるのでしょうか？

● J-RHYTHM 試験[155]

　わが国におけるリズムコントロールと心拍数コントロールの有効性を比較した試験です．発作性および持続性と合わせた1,065例それぞれをリズムコントロール群と心拍数コントロール群の2群に分け生命予後等（ハードエンドポイント）と本試験独特の評価項目として基本的治療に対する患者の忍容性（ソフトエンドポイント）を検討しています．欧米ではアミオダロンが抗不整脈薬の主役ですが，登録時点で使用されていた抗不整脈薬の80%以上はNaチャネル遮断薬であり，アミオダロンは発作性心房細動群で0.5%，持続性心房細動群で1.3%でした．生命予後，全身性塞栓症や心不全による入院や大出血などのハードエンドポイントに関しては両群間で有意差を認めませんでしたが，発作性心房細動群で洞調律を維持することは，基本的治療に対する患者の忍容性を上げることが示されました．

　J-RHYTHM試験は，本邦の投薬実態を反映し，洞調律維持が予後改善よりもQOL改善にあることを示した重要な試験であったといえます．
　アブレーション後の洞調律維持目的の抗不整脈投与などの細かな状況をのぞけば，抗不整脈薬の意義は確かに，症状をコントロールするための薬剤という意味が強いように思います．

26 一昔前までは心房細動で脈を整えるためにはジゴキシンでした．

26 ジゴキシンとβ遮断薬

　心拍数コントロール薬といえば，一昔前までジゴキシンが主流でした．しかし，最近ではジゴキシンを処方する機会も，処方されているのを見ることもあまりなくなりました．

　ジゴキシンは，効果発現までもゆるやかで，安静時の心拍数を抑えてはくれても，効果的に運動時の心拍数を抑えることがむずかしい薬剤でした．ジゴキシンは腎排泄（ジギトキシンは肝排泄）のため，高齢者や腎機能障害を有する例では，特に注意深く用いる必要もありました．このように薬剤そのものの問題もありますが，AFFIRM試験のサブ解析[82]で心機能に関係なく，全死亡や心血管系死亡，不整脈死を増加させるという報告がされてから，さらにジゴキシンへの風当たりが強くなりました．別の報告でも死亡率を増加させるという結果[83]が続きました．また，一方で死亡率とは関係ないとする報告[84]もありますが，単剤では十分に心拍数コントロールができないということもあり，他の薬剤でコントロール不十分な際に付加的に用いる薬剤になりました．

　ジゴキシンに取って代わり心拍数コントロール薬の主薬になったのがβ遮断薬でした．以前はβ遮断作用を有するために避けられていた向きもありましたが，効果的に運動時の心拍数をコントロールできることから，最近よく用いられるようになりました．もともとβ遮断薬は，冠動脈疾患や心不全の予後を改善する薬剤として循環器領域のkey drugでしたし，AFFIRM試験でも心拍数コントロール薬の70％程度に用いられていたことや，心不全例を対象にしたAF-CHF試験[85]でも80％程度にβ遮断薬が投与されていたということもあり，心房細動における心拍数コントロール薬として根付いたという経緯がありました．

　そんなβ遮断薬ですが，しかし，否定的な報告もあります．2014年に報告された心不全を対象としたメタ解析では，β遮断薬は洞調律例では予後を改善（ハザード比0.73，$p<0.001$）するが，心房細動例では明らかでなかった（ハザード比0.97，$p=0.73$）というものでした[86]．もちろん，β遮断薬で予後が悪化するわけではありません．ただ，洞調律時と心房細動時では，心拍数が血行動態に与

える影響にはかなりの差があると考えられますし，理想的な心拍数などがいまだ十分にわかっていませんから，単にβ遮断薬を投与すればよいということではなく，個々の状況を熟慮し投与するべきだといえそうです．

「ジゴキシンとβ遮断薬は立場逆転」

コラム⑧ アミオダロン
（心拍数コントロール薬としての
アミオダロンも覚えておこう）

　本邦でアミオダロンというと，副作用が多いとか，致死的不整脈が適応など限定的に使用される薬剤といった印象が強いと思います．しかし，心房細動における治療戦略上の有効性はCHF-STAT[156]，CTAF[157]，SAFE-Tなどの主要な臨床研究を踏まえ確立されたものになっています（☛解説㉔参照）．

　基礎心疾患を背景とする心房細動の洞調律維持にNaチャネル遮断薬は使えませんから，その時にはアミオダロンはよい選択肢です．実はそれだけでなく，心拍数コントロール薬としてもアミオダロンは非常に有効です．心機能への影響も少ないことから血圧低下などの心配もあまりありませんし，良好な心拍数低下効果が期待できます．欧米のガイドラインでは，副伝導路のない心不全患者における心拍数コントロール目的としてのアミオダロン静脈内投与を推奨（class Ⅰ）し，また他の方法で奏効しない場合にもアミオダロン静脈内投与を考慮可（class Ⅱa）としています．内服では，既存薬（ジルチアゼムやベラパミル，β遮断薬，

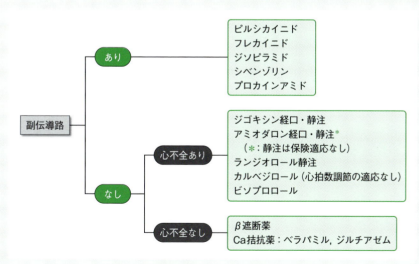

図　心房細動の心拍数調節（薬物治療）
（心房細動治療（薬物）ガイドライン（2013年改訂版）より引用）[158]

ジゴキシン）投与後もコントロール不十分である場合，併用考慮（Class Ⅱb）と明記されています．保険上の制約もあってか本邦ではなかなか浸透しませんが，既存薬で十分に心拍数コントロールを行えない場合や血圧低下を認めた際には，アミオダロンを思い浮かべてはいかがでしょうか？

本邦のガイドライン[158]でも心不全例（基礎心疾患あり）での心拍数コントロール薬剤としてのアミオダロンは明記されています（図）．

27 何日か前から動悸が治らなくて,気持ちが悪くて夜も眠れないんです.そのことを医者に言ったら,電気ショックで治しましょうって言われまして.

27 電気的除細動

　心房細動の発作に伴って血行動態が不安定であったり,発作時の症状が非常に強い場合には電気的除細動を考慮します.単層性で100〜200 J,二層性ではおおよそその半分程度のエネルギーを用いて施行します.発症後48時間以内であれば,比較的安全に施行できるとされていますが,これは血栓ができるまでに少なくとも数日はかかると考えられているため,各国のガイドラインでも48時間という区切りを設けています.

　ただ,この区切りには少々問題があります.発作頻度や罹病期間には個々に違いもありますし,もちろん血栓形成のしやすさにも個人差があるはずです.

　The FinCV 研究[87]は発症後48時間未満で抗凝固療法が行われていない2,481例(5,116回除細動施行)を対象に施行後の血栓塞栓性イベントを検討しています.38例に血栓塞栓性イベントが合併し,そのうち31例が脳卒中でした.その中で,どのような背景因子が強く働くかを検討したところ,それぞれのオッズ比は年齢1.05,女性2.1,心不全2.9,糖尿病は2.3で,60歳未満で心不全がない場合には非常に低リスクであることもわかりました.また,除細動施行までの48時間をより細かく分け,12時間以内,12〜24時間,24〜48時間の3群で分けた検討[88]では,12時間以内に施行された群が他の2群に比し,塞栓性イベントが有意に低いことがわかりました.

　以上のことから,発症から48時間以内であってもリスクを考慮しながら,可能な限り早期から抗凝固療法を行うほうが無難であるということになります.今のところ,ガイドラインでは発症から48時間という安全神話は残っていますが,除細動はより慎重に行うべきであるということは間違いないようです.最近では電気的除細動との併用薬剤として,ワルファリンでなく新規経口抗凝固薬(DOACもしくはNOAC)を用いる場合も増えてきており,現在投与可能な4剤の効果についての検討はまだ十分とは言えません[89)〜92)]が,2014年の米国ガイド

ラインでは，DOAC（NOAC）下での除細動を Class IIa とし比較的高い推奨としています．2013年の段階では，本邦やヨーロッパのガイドラインでは，ダビガトランのみ Class IIa でしたから，今後徐々に安全性等が証明されてくると思います．

「48時間以内であっても電気的除細動は慎重に」

仕事先での出来事

　今日は，珍しく営業担当と得意先へ挨拶に行くことになった．今の部署は，ほとんどが内勤だから，こうやって外に出ることはあまりない．
　同行している営業担当は，若いがてきぱきと手際よくなんでもこなし，得意先からの評判もよい．そんな評判が他部署の俺のところにも聞こえてくるくらいだから，相当なものなんだろう．
「青山さん，昼はあの店で食べませんか？　ここのランチは美味しいんですよ．なにより安いんです」
　外回りの営業だと，出先での美味しいランチはいい気分転換になる．
「あ，いいよ．何にするかな」
　ちょうど，二人分の席が空いていた．席についてしばらくすると，隣で電話が鳴った．
「あ，はい．え！　そうなんですか．わかりました．もし，よろしければ病院を教えていただけませんか？　ご挨拶だけでも伺えればと思います．え～っと，駅前の○○病院ですね．わかりました．ご丁寧にありがとうございました……．ふ～……参ったな」
「どうした？」
「あ，いやどうやら，午後に伺う得意先の担当の方が急に入院されたらしいんです．胃潰瘍で出血して，病院に行ったらそのまま入院になってしまったようで」
「そうか，それで病院の名前を聞いていたのか．じゃ，昼食べたら面会に行くか」
「そうですね．私もそう思っていました．面会は構わないということでしたから」

●109

昼食を摂りながら，得意先の話をしていた．最近体調が悪かったらしく，周囲からも顔色が悪いと言われていたそうだ．本人も食事をするとみぞおちがシクシクするから，市販のクスリをよく飲んで，それでごまかしていたようだ．もともと別に病気も抱えていたらしく，何かクスリを飲んでいたということなんだが．

　胃潰瘍で入院か……まるで，夏目漱石みたいだな．いや，正岡子規だっけ？いや……．

　そう……本人に会うまでは，完全に他人事だったはずだった．

　その病院は，駅前にある大きな病院だ．救急指定と書いてある．ちょうどサイレンを鳴らしながら救急車が入り口に入ってくるのを横目に，玄関を通り病室へ向かった．

「どうも，こんにちは．体調どうですか？　大丈夫ですか？」

「ああ～これは，わざわざすみません．気を遣わせてしまってすみませんでした」

　多少まだ顔色は悪いが，意外にも元気そうに見えた．

　以前から市販の胃薬を頻繁に飲んでいて，会社の健診でも，胃潰瘍の跡があると指摘されていたが，忙しさのあまりそのままにしていたそうだ．最近1週間は，いつもより痛みがひどく，食事もあまり摂れていなかったようで，炭のような真っ黒な便が数日続いたことにビックリして，以前からかかっている病院に駆け込んだということだ．

「いや～，参りました．前からお腹の調子が悪いのは担当の先生には言っていたんですよ．でも，相手にされなくて．いつもと同じようにクスリが出されて，おしまい．心臓の先生だったから，あまりお腹のことは興味なかったんでしょうかね．ここに来たときにはもうフラフラでした」

「え？　もともと心臓の病気だったんですか？」

「そうなんです．3年前から心房細動って言われてて．脳梗塞の予防にってクスリを飲んでいたんです．具合悪くても，クスリは飲まないといけないと思って，病院からもらったクスリだけはまじめに飲んでいたんですよ．そしたら，

110

仕事先での出来事 **4**

今日循環器の担当の先生がここ（病室）に来てくれたのはいいんですけど，なんで前もって具合が悪いのを言ってくれなかったんだって，すごい剣幕で言われてしまって．調子が悪いのは何回も言っていたんですけど，ちゃんと聞いてくれていなかったんですね．胃から**出血してヘモグロビンって数値が5も下がっていたから，あのままじゃ死んだかもしれないぞって** ☛ ㉘（113ページ）．いまさらそんなこと言われても，こっちとしては呆れてるというか，あんな医者にかかっていたのかって，後悔ばかりですよ．病院かかる時は，ちゃんと医者も選ばないといけないんですね．いろいろな意味で参りました」

　自分と同じ病気で同じようなクスリを飲んでいる人が，全く違う病気で入院しているのを聞いて複雑な気持ちで落ち着かなかった．担当してくれている消化器の先生は，とても親身に初めからしっかり説明してくれたそうだ．**消化器潰瘍を昔やったことがあるとか，肝臓が悪いとか，血液の病気がある場合には，"この手"の血液サラサラのクスリを処方する時にけっこう慎重に考えるものなのだと** ☛ ㉙（115ページ）．じゃ，自分の場合はどうなんだろうか？

「あの〜実は，私も心房細動でクスリを飲んでいて，人ごとではないような気が」

「え？　青山さん病気だったんですか？」

　おまえは黙っていろ，と思いながら同僚を軽く無視した．

「脳梗塞になるからって，とにかく飲みなさいって言われて，私の場合もクスリを飲み続けていました」

「そうですか．でも，**これから血液サラサラのクスリはどうするんですか？また出血しちゃうじゃないですか？　出血するためにクスリを飲んでいるみたいになりますよね** ☛ ㉚（117ページ）．なにか先生からお話はあったんですか？」

　もはや人ごとではなかった．自分のことのように質問してしまった．いったん，こんなことを考え始めたら，毎日何気なく飲んでいたのに，急に世の中がうまく回っていないような気持ちになった．

「まだ潰瘍が治っていないので，今後どうするのかについては何も聞いていません」

「そうですか．でも，どうするんでしょうね．いや，お見舞いに来たのに余計なこと聞いてすみませんでした」

●111

「でも，青山さんが病気だなんて．お酒が好きだって聞いていたから，単に太っているのを気にしているだけだと思っていました．ははは……」

う〜ん．仕事はできるかもしれないが，一緒には飲みに行きたくないタイプ．もうコイツと一緒に外回りするのはやめておこう．だいたいなんで得意先の前で馬鹿にされないといけないんだ．若造の KY め！ そういえば，**昔は歯医者に行くと血液をサラサラにするクスリを飲んでいないかとよく聞かれることもあった** ☞ ㉛（121 ページ）し，クスリを出している医者から診断書をもらえないと治療ができないなんて受付で説明していることもよく見かけたけど，今行ってる病院の先生からは，歯医者にはそのままかかってくださいって言われたっけな．何が違うんだろうな．歯を抜く時だって，血も出るよな．

結局，悩みは解決せず．ま，思い出した時に聞いてみよう．

明日はいよいよ病院か．

1 カ月や 2 カ月なんてあっという間だ．年取ると時間が経つのが早いな．

28 出血してヘモグロビンって数値が5も下がっていたから、あのままじゃ死んだかもしれないぞって．

28　臨床試験における出血の定義

　抗凝固療法を対象とした臨床試験では，必ず出血性イベントに関する評価が行われています．

　その中でも，特に大出血（major bleeding）の頻度に関するデータは誰もが気になるところです．でも，その定義について，よくご存じの方は少ないように思います．

　いくつかの論文から大出血の定義について振り返りたいと思います．

　ダビガトランのRe-ly試験[93]では，大出血（major bleeding）の定義は，ヘモグロビン値の2 g/dL以上の低下をもたらす出血，2単位以上の赤血球輸血を必要とする出血，重要臓器への合併とされ，またその中でも生命を脅かすような出血（life-threatening bleeding）は，頭蓋内出血やヘモグロビン値5 g/dL以上の低下をもたらす出血，赤血球4単位以上の輸血，カテコラミンの投与や外科処置を必要とする出血とされています．

　また，アピキサバンのARISTOTLE試験[94]では，国際血栓止血学会（ISTH：international society on thrombosis haemostasis）に基づくと記載され，ヘモグロビン2 g/dL以上の低下をもたらす出血，赤血球2単位以上の輸血が必要な出血，重要臓器への合併，それに基づく死亡となっています．Re-ly試験での出血基準と細かな部分の違いはありますが，おおよそ同様の定義となっています．

　やはりここではISTHに基づくとは何か？　についてよく理解したほうがよさそうです．その基礎になる論文がSchulmanとKearonによる『Definition of major bleeding in clinical investigations of antihemostatic medicinal products in non-surgical patients』という文献[95]になります．その中で出血性イベントの定義がされ，『生命を脅かし，時として死亡に至る，また慢性的後遺症が残存したり，医療資源を過剰に浪費するような状態』とされ，項目として以下のものが挙げられています．

表 28 大出血についての定義

1. 致死的出血の有無
2. 頭蓋内，脊髄内，眼内，後腹膜，関節内，心臓周囲，コンパートメント症候群を伴う筋肉内出血
3. ヘモグロビン 20 g/L（2 g/dL）以上の低下をもたらす出血，2 単位以上の赤血球もしくは全血輸血の必要な出血

　ご覧いただくと，Re-ly 試験も ARISTOTLE 試験もこの定義に従って評価されていることがわかります．確かに，臨床試験それぞれで定義が異なっていては評価の整合性が損なわれるので，当然といえると思います．

「ヘモグロビンが 2 g/dL も下がったら，立派な大出血」

仕事先での出来事 **4**

> 🖐 **29** 消化器潰瘍を昔やったことがあるとか，肝臓が悪いとか，血液の病気がある場合には，"この手" の血液サラサラのクスリを処方する時にけっこう慎重に考えるものなのだと.

29 HAS-BLEDスコア

CHADS$_2$ や CHA$_2$DS$_2$-VASc などを参考に，ワルファリンや新規経口抗凝固薬（DOAC，NOAC）の適応を考慮することはすでに勉強しました.

しかしながら，抗凝固療法を行う場合，必ず出血リスクとのバランスを考えなければいけません．このような時に，有効なのが HAS–BLED スコア[96)97)]です.

表 29　HAS-BLED スコア

リスク項目	スコア
Hypertension　高血圧（収縮期 160mmHg 以上）	1
Abnormal renal/liver function　腎機能障害[*1]・肝機能異常[*2]（各 1 点）	1 または 2
Stroke　脳卒中	1
Bleeding　出血既往・傾向	1
Labile INRs　INR 不安定[*3]	1
Elderly　年齢＞65 歳	1
Drugs/alcohol　抗血小板薬や NSAIDs 併用，またはアルコール依存（各 1 点）	1 または 2
最大スコア	9

[*1] 血清クレアチニン 200 μmol/L（2.26 mg/dL）以上，慢性透析例，腎移植後
[*2] 肝硬変症などの慢性肝疾患，もしくは血液検査異常（ビリルビン値正常上限の 2 倍以上，AST/ALT/ALP が正常上限の 3 倍以上）
[*3] 不安定もしくは高い INR，または TTR の管理不良（60％ 未満など）

このスコアは，ワルファリン投与時の大出血のリスクを推定するために作られたもので，INR が項目に含まれています．ですので，DOAC ではそのまま反映させることができないといった問題もありますが，それを差し引いても十分に参考になると考えられます.

1〜2 点であれば，出血リスク 1〜2％/年程度とされていますが，3 点以上では 3％/年を超え，さらにスコアが増せば増すほど，予測される血栓性イベントの頻度よりも高くなる傾向があり（図 29），より慎重に適応を考える必要があります.

●115

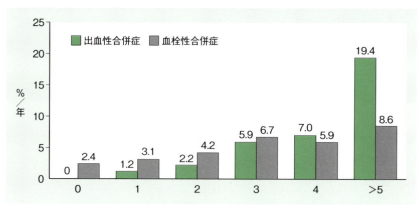

図29 スコア別に見たイベント合併頻度

(Gallego P, et al, 2012, p314 より改変引用)[97]

「HAS-BLED スコア3点以上の場合, 抗凝固療法は慎重に！」

仕事先での出来事 **4**

> ☞ **30** これから血液サラサラのクスリはどうするんですか？
> また出血しちゃうじゃないですか？ 出血するためにクスリを飲んで
> いるみたいになりますよね.

30 出血後の抗凝固療法の再開について

　抗凝固療法を行っていて，脳出血や消化管出血を合併した時ほど，主治医として落ち込むことはないように思います. 出血後の抗凝固療法の再開についても必要だとわかっていても，躊躇してしまうこともあるように思います.

　では，抗凝固療法の再開を議論する前に，まずどの程度出血リスクがあるのかについて，新規経口抗凝固薬（DOAC, NOAC）の臨床試験をもとに見ていきましょう.

●RE-LY 試験[98]

　ダビガトランとワルファリンを比較した本試験では，平均2年の観察期間で大出血の程度がワルファリン群3.36%/年，ダビガトラン150mg群3.11%/年，ダビガトラン110mg群2.71%/年で，出血性脳卒中はそれぞれ0.38%/年, 0.10%/年, 0.12%/年でした.

●ROCKET 試験[99]

　リバーロキサバンとワルファリンを比較した本試験では，平均2年程度の観察期間のうち大出血の程度は，ワルファリン群3.4%/年，リバーロキサバン群3.6%/年で，出血性脳卒中はそれぞれ0.7%/年, 0.5%/年でした.

●ARISTOTLE 試験[100]

　アピキサバンとワルファリンを比較した本試験では，平均1.8年の観察期間のうち大出血の頻度が，ワルファリン群3.09%/年，アピキサバン群2.13%/年で出血性脳卒中はそれぞれ0.47%/年, 0.24%/年でした.

●ENGAGE AF-TIMI 48[101]

　エドキサバンとワルファリンを比較した本試験では，平均2.8年の観察期間の

解説30

うち大出血の頻度がワルファリン群3.43%/年，高用量エドキサバン群2.75%/年，低用量エドキサバン群1.61%/年で，出血性脳卒中はそれぞれ0.47%/年，0.26%/年，0.16%/年でした．

　背景となる患者群が異なると，出血リスクも異なりますのでもちろん単純に論ずることはできませんが，それでもおおまかに頻度を記憶しておくことは必要だと思います．
　大出血はワルファリンで3〜3.5%/年程度，DOACの通常量で2〜3.5%/年
　脳出血はワルファリンで0.5〜0.7%/年，DOACの通常量で0.1〜0.5%/年
と覚えておきましょう．

　さて，こうやって見ていくと，大出血の頻度は意外と多いように感じます．
　脳出血や消化管出血をきたした後，抗凝固薬は再開するべきなのでしょうか？ このあたりの話はあまりスッキリとしない領域ですが，脳卒中リスクを考えると，やはり再開すべきなのでは？ と思います．ただ，出血したのに再開することには多少躊躇します．さて，実際のところどうなのでしょうか？ 脳出血に関しては，出血後約30日経過しワルファリンを再開した場合，その後脳出血を増加させず，脳卒中全体のリスクを低下させることができるとされ[102]，また，消化管出血に関しても抗凝固薬を再開するほうが血栓塞栓症のリスクを低下させ，出血性合併症の頻度は若干増加するものの極端な差ではないと指摘されています[103]．
　やはり，脳卒中リスクを考慮して適切に投与された方であれば，出血性合併症があったとしても再開は前向きに検討すべきであるといえそうです．

「出血後の抗凝固療法の再開を検討するうえで脳卒中リスクを適切に判断しましょう」

重大な出血への対処
（DOACは有用な薬剤ですが，出血への対処が今のところやっかいです）

　ワルファリンやDOAC（NOAC）を使っている時に最も問題になるのは，出血性合併症です．軽度の出血ならいずれの薬剤でも単純な休薬だけで経過を見ればよいことがほとんどだと思いますが，重篤な出血の際に，どのように対処することが最も適切であるのかを事前に知っておくことは重要だと思います．ただ，過剰な対応は過凝固状態にしてしまうことも考えられます．実際，緊急手術の際にワルファリンを拮抗するためにPCC（prothrombin complex concentrate；プロトロンビン複合体製剤）を用いた場合，約1.4%程度に血栓塞栓性合併症が認められたとする報告もあります[159]．出血の程度や緊急性を考慮し，適切な対応を心がけることが大切です．

● ワルファリンによる出血への対処[160]

　重大な出血では，INRの数値にかかわらず，ビタミンK 10 mgの静脈内投与と，FFP（fresh frozen plasma；新鮮凍結血漿）やPCC投与を考慮します．PCCは血友病で用いられる製剤ですから安易には使いにくいと思われますので，患者の状態に応じFFPを用いるということになります．また，INRが高いのみで出血を認めない場合には，INR>5.0でビタミンK 2.5〜5.0 mgの内服，5.0未満では一時中止や減量で対処します．

● DOACによる出血への対処

　ワルファリンのようにINRを参考にはできませんし，特異的な拮抗薬はダビガトランのIdarucizmab以外未承認です＊から，状況に合わせて対症療法（一時中止など）を行うことになります[162]〜[167]．ただし，aPTT（活性化部分トロンボプラスチン時間）やPT（プロトロンビン時間）を測定することで，どの程度凝固系全体が延長しているかを把握することは可能ですから，必ずチェックします．

＊ダビガトランには，特異的な拮抗薬としてIdarucizumabがあります．すでに欧米では承認されており，使用経験も蓄積されつつあります[161]．本邦でも最近承認されました．

通常，腎機能や肝機能に目立った異常がない場合，最終内服から1〜2日で効果は消失します．軽度の出血であれば内服中止のみで経過を見るほうがよいと思われます．

ただし，重大な出血では，以下のような方法を試みます．

● 活性炭の投与

内服から数時間以内であれば，試みてもよいかもしれません．ただし，薬物中毒の解毒と同様の手順で行いますので，嘔吐のリスクの少ない患者を対象にするべきと思われます．

● トラネキサム酸およびεアミノカプロン酸の投与

トラネキサム酸やεアミノカプロン酸はフィブリンを分解するプラスミンの作用を阻害する止血薬です．どの程度効果があるかは不明ですが，試みる価値はあると思います．

● 血液透析[162)〜164)]

ダビガトランでは透析である程度の除去が可能です．4時間程度の透析で68%程度の除去が可能であったとする報告もあります．リバーロキサバン，アピキサバン，エドキサバンは血中のタンパク質との結合がきわめて強いため，透析での除去は困難であるとされています．

● プロトロンビン複合体製剤（PCC；prothrombin complex concentrate）

Ⅱ，Ⅶ，Ⅸ，Ⅹ因子を含む凝固因子製剤です．本来は血友病治療のために用いられます．インヒビター例に用いるような活性化製剤もあります．有効性は明らかですが，きわめて高額ですし，血栓塞栓症のリスクが高まるため，慎重に適応を決定すべきです．

仕事先での出来事 **4**

31 昔は歯医者に行くと血液をサラサラにするクスリを飲んでいないかとよく聞かれることもあった

31 抜歯などでは抗凝固薬はどうするか？

　すでにほとんどの読者はご存じだと思いますが，抜歯などを含めた小手術では，基本的に抗凝固薬の継続が望ましいとされています[104]．

　ここでは，今一度その背景と基礎知識を振り返ってみたいと思います．

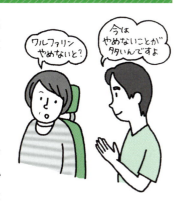

　一昔前は，抜歯や小手術の際はワルファリンを中止して治療や検査を行っていました．しかし，ワルファリンを中止すると約1％程度に血栓塞栓症を合併するといった報告[105]があり，その後から見直されるようになりました．

　検査や治療手技に伴う出血リスクと内服中止に伴う血栓塞栓症の合併，それらを経験則ではなく，考察に基づいて標準化する必要性が出てきたわけです．

　現在，本邦[106]のみでなく，欧米のガイドライン[107]でも，抜歯を含めた小手術（抜歯，白内障手術，ペースメーカー植込みなどの術後対応が容易な手技）はワルファリンをはじめとする抗凝固薬を継続下で施行することが勧められています（Class IIa）．

　欧米では，臨床上問題となるような大出血は稀とされ，日常的に遭遇する出血への対応は局所コントロールで十分対応可能であると明記されています．

　また，抗凝固療法中に日常診療で問題になるのは消化器内視鏡ですが，ワルファリンは治療域内にとどまっていれば観察や生検，出血の危険性が低い手技（バルーン内視鏡，マーキング，消化管・膵管・胆管ステント留置術，内視鏡的乳頭バルーン拡張術）は内服継続下で施行することが勧められています（Class IIa）．

 「抜歯では，患者の自己判断で薬を中止しないように指導しましょう」

●121

そしてこれから

「初めて来たけど，大きな病院だな」
　今日は，紹介状を書いてもらった凸凹循環器センターの受診日．名前は聞いたこともあったし，地域でも評判は良いが，建物そのものを見たのは初めてだった．
　そして，今日に限って，珍しいことが一つだけある．隣に妻がいることだ．よほど心配なのか，それとも，単に暇なのか．
　受付に行くと，またここでも人の多さに驚いた．
「病院って，どこでも病人ばかりだな」
「そりゃそうよ．病院なんだから．さ，早く受付しましょう」
　独り言のつもりだったが，返事が返ってきた．いつも一人でいるから，二人だと調子が狂う．それを打ち消すようにそそくさと受付を終えた．
「こんなに混んでいるのに，受付の方はとても丁寧でテキパキしてたわね」
「そうだな」
　やはり調子が狂う．しかし，確かにとても受付はスムーズだった．
　何が違うんだろう．病院というよりも"その人"の問題なのかな．
　あたり前だが，病院に来ている人はみんな病人だから，ちょっとしたことに過敏になりやすい．些細なことも気になってしまうものだ．こんな俺でさえそう思うんだから，他の人もそう思うことが多いだろう．
「あ，ここだここだ．あのう，青山ですが」
「青山さんですね．では，3番の外来の前でお待ちになっていてください．初

めに看護師が簡単に話をうかがいます」

　ここは初めに看護師さんが話を聞いてくれるのか．そういえば，最初はじっくり時間をかけてくれるとホームページに書いてあったっけ．

「青山さん．青山智一さん．こちらへどうぞ．最初にお話をうかがって診察になりますので」

　診察室の横にある部屋へ通された．別に特別言葉づかいが丁寧というわけでもないが，少しずつ話を聞いてもらううちに，気持ちが楽になっていくのがわかる．いや，前の病院の看護師さんが悪かったということではない．前の病院の看護師さんも身なりはきちんとしていたし，言葉づかいも丁寧だった．

　でも，何が違うのだろう……．

「では，青山さん，もうしばらく待合でお待ちください．もうすぐ呼ばれると思いますので」

　どうしてかはわからないが，気持ちが落ち着いた．何となくホッとした気分だ．

「青山さん．青山智一さん．3番にお入りください」

「あなた，呼ばれたわよ」

　思い出したように我に返り，呼ばれた部屋へ入った．

＊　　＊　　＊

　このセンターの不整脈外来では患者さんと初めて面会する時にゆっくり時間をかけて説明する．自分の経験上，最初に十分な説明をしておくと，次からはとてもスムーズに診療が継続できる印象があるから，無理を言って一枠30分で外来を作ってもらった．

　実際に始めてみると意外と好評のようだ．さて，今日も始めるか．

「青山さんですね．担当の西原と言います．よろしくお願いします」

　自分から名乗ることの大切さは，研修医の時に尊敬する指導医から教わった．でも，社会人なら当たり前なのかもしれない．もし，自分が患者なら挨拶や言葉づかいに多少は気を遣ってほしいと思うだろう．

「あ，青山です．よろしくお願いします」

「紹介状拝見しました．今までの病状も詳細に書かれていて，しっかりとした

先生におかかりになっていたんですね．発作性心房細動ですが，不整脈を抑え込む薬の効きが悪くなってきたから，ぜひカテーテル治療を考えてほしいと書いてあります．今回おいでになったのは，そのような趣旨でよろしいですか？」

「あ，はい，そうです．で，先生治るものなんでしょうか？」

「今日のこの外来は十分に時間をとってありますから，しっかり説明しますね．内容を十分に理解していただいてお受けになるかどうかは決めてください」

> 心房細動へのカテーテル治療の紹介は最近増えている．ただ，患者さんは病気そのものを十分に理解しているわけではないから，まずカテーテル治療の話をする前に心房細動全般の話をしている．原因，症状，病期，脳梗塞予防の重要性，薬の役割……．

> 最近，患者さんと話をしていて気づくことがある．知人でカテーテル治療を受けたから自分も受けたいと言ってくる人が多いことだ．一昔前は，そんなことを言ってくる人は少なかったが，いろいろな形で情報もまわるし，知り合いからカテーテル治療したなんて聞いたら，治療そのものも身近に感じるのだろう．ただ，さまざまな治療法や考え方の中にカテーテル治療があるのだから，いつも必ずこんなふうに話すようにしている．

「カテーテル治療の説明だけをすると，心の中に選択肢がなくなってしまって，追い込まれたような気持ちになるはずです．受けなきゃいけない，受けるしかないんだって．ですから，まず，今日は病状をお話ししますので，十分に理解してもらって，あくまでも治療の選択肢の一つとしてカテーテル治療があるのだと捉えてほしいんです」

「あ，はい．確かにそうですね．そうだったかもしれません．勝手に思い込んでいたような部分はありましたし」

「ただ，青山さんの場合，年齢や病状を考慮すると，**薬も効かなくなってきたようですし，お困りのようですから，カテーテル治療はよい適応といえますよ** ☞ ㉝（129ページ）」

> 青山さんの場合は，よい適応と言えると思う．病状が進んでいたり，高齢者には治療成績や治療そのもののリスクの観点から，あまり強くは勧めていない．

「やっぱり，先生，治る可能性があるものなら受けてみたいので，カテーテル

治療の説明もしてもらえますか？」

「わかりました．では，実際の治療の内容をお話しますね．まずちょっとむずかしいお話からになりますが，わからない時は遠慮なく質問してください」

カテーテル治療の説明をする時には，できるだけ心房細動に至るプロセスを理解してもらうようにしている．**肺静脈から発生する心房期外収縮が心房細動合併の主な原因** ☛ ㉝（131 ページ）であること，そしてその期外収縮が心房に影響しないようにすることがカテーテル治療の基本的考え方で，肺静脈隔離術と呼ばれる方法であること．

「肺静脈と心房が引き伸ばされ負担がかかるような状況，たとえば血圧が高かったりすると，肺静脈側に認められる心房筋が刺激されその部位から期外収縮が出やすくなります．でも，**単に肺静脈から期外収縮が出るだけでは心房細動にはならないんですよ．心房にも同様に，不整脈を起こしやすくなるような変化があって初めて心房細動になるんです** ☛ ㉞（133 ページ）．お酒やストレスなどは不整脈を起こしやすくする原因になります」

われわれ不整脈医は主に高周波を使って，標的とする部位へやけどをつくる．カテーテルアブレーション（焼灼術）と呼ばれているけど，**心房細動の場合には，肺静脈隔離術以外にもいくつかの異なった方法がある．病状が進んでいる場合には，再発もしやすいので，単に肺静脈への治療だけでは不十分なことも多い** ☛ ㉟（135 ページ）．

「カテーテル治療は心臓に挿入したカテーテルから高周波を使って原因となっている肺静脈にやけどを作って期外収縮が出ないようにする肺静脈隔離がもっともオーソドックスな方法ですが，ほかにもいくつか方法はあります．あとは，病状によってやけどを作る範囲を変えたりします．やはり病状や病期が進んでくると，肺静脈へアプローチするだけでは不十分なことも多いですし，施設によって考え方が多少異なることもありますが，肺静脈隔離という方法は基本中の基本なんです」

こうやって説明を続けていると，だんだん患者さんもリラックスするのか話が弾んでくる．

「例えていうなら，蒸気機関車みたいなものでしょうか……．機関士が肺静脈で一生懸命に期外収縮でしたっけ？　という石炭をくべる．そうすると，機関

車が走り始める，つまり不整脈になるってことですよね．石炭をくべるのも機関車が走るのに必要だし，長く走っていると，機関車自体も重要になりますしね……」

　　　面白いことを言う人だな．でも，よく理解してくれているみたいだ．

「ははは．そうですね．そんな感じです．でも，面白いこと言う方ですね．今度，別の患者さんの説明に使ってみます」

「いや，もし使うなら前もって許可を取ってくださいよ．ははは」

「あなた，なにくだらないこと言ってるの！　先生は暇じゃないのよ」

　　　外来に夫婦で来ると，時々こういう場面に出くわす．

　　　多くの場合，奥さんのほうがしっかりしている．

「あ，大丈夫ですよ．奥様も私のお話をご理解いただけましたか？」

「あ，大丈夫です．ちょっとむずかしいですが，なんとなくわかった気がします」

　　　その後も入院期間や，退院後どのように通院してもらうか，薬はどうするのかなどについて説明した．おおむね理解してもらえたようだ．

「では，最後に治療そのもののリスクについてお話しします」

　　　アブレーションは合併症の話が実は一番むずかしい．比較的頻度が高いものから，きわめて稀なものまである ☞ ㊱（141 ページ）．すべてを話していたら，実際のところきりがない．私の場合は，必ず覚えてほしいことを強調するようにしている．

「心臓の壁に傷がつくことによって，心臓の外に血液が漏れて，しだいに心臓を圧迫する合併症を心タンポナーデといいます．そのほか治療中に細かな血の塊や空気が脳などの臓器に入り込んで，問題を引き起こす脳梗塞や血栓症があります．これらの予防のために術中は血液をサラサラの状態にしながら治療を継続します．もちろん今，青山さんが飲まれている薬も内服を続けていただくことが前提です」

　　　他にも左房に近接する食道に過剰な熱が伝わっていないかどうかを確認するために鼻からカテーテルを入れて温度を監視する．また，うちの病院では術中鎮静薬を使うようにしている．

「**治療後も，全体の何割かは再発する可能性があります**．再発は術後 3 カ月

●127

から半年程度で確認をして，２回目の治療をするかどうかを判断します．治療成績は病状が早ければ早いほど良い傾向にあります．初回で再発しても，２回以上追加治療を行うことでその後の経過がよい方もいます．**カテーテル治療の効果が，長期的にどの程度かはまだ十分にわかってはいませんが，脳梗塞を減少させることができるかもしれないとされています** ☛ ㊲ （143 ページ）」

どうだろう．青山さん，わかってくれただろうか．

＊　＊　＊

今日はいろいろ聞くことができた日だった．妻が横にいたのはよけいだったが，今まで勝手な思い込みもあったし，あ，あとはとにかくゆっくり説明してくれたから，それがよかった．心房細動は年余の経過の結果として発症した病気だから，カテーテル治療は早い時期に受けてしまうほうが，結果としてよいのだろう．ただ，盲目的に強く勧められるような治療ではないとも言われたっけ．しかし，こうやって考えると，今の病院に来るまでに紆余曲折あったと思う．そもそも自分が病気になるなんて思ってもみなかったし．初めにかかった医者からはろくな説明も受けなかったから，ますます不安になったしな．とりあえず聞いたことをネットで調べまくったっけ．

さて……これからどうするかな．

カテーテル治療はもっと簡単にできるものかと思ったけど，しっかり聞くと想像していたのと違うな．

手術しても外来に来ないといけないし．

スッキリキレイさっぱりなんて，なかなかいかないものだ．

そしてこれから 5

> 薬も効かなくなってきたようですし，お困りのようですから，カテーテル治療はよい適応といえますよ.

32

32 アブレーションの適応

　まずは，わが国のガイドライン[108]上のカテーテル治療（アブレーション）適応を見てみたいと思います.

表 32-a　アブレーションの適応

クラス I	• 高度の左房拡大や高度の左室機能低下を認めず，かつ重症肺疾患のない薬物治療抵抗性で有症候性の発作性心房細動に，年間 50 例以上の心房細動アブレーションを実施している施設で行われる場合.
クラス IIa	• 薬物治療抵抗性で有症候性の発作性および持続性心房細動. • パイロットや公共交通機関の運転手など，職業上制限となる場合. • 薬物治療が有効であるが，心房細動アブレーション治療を希望する場合. • 開胸的外科手術に付随して行われるメイズ手術.
クラス IIb	• 高度の左房拡大や高度の左室機能低下を認める，薬物治療抵抗性で有症候性の発作性および持続性心房細動. • 無症状あるいは QOL の著しい低下を伴わない，発作性および持続性心房細動.
クラス III	• 左房内血栓が疑われる場合. • 抗凝固療法が禁忌の場合.

(心房細動治療（薬物）ガイドライン（2013 年改訂版）より引用)[108]

解説32

　見ていただくとわかりますように，Class I や IIa に推奨されるような状況とは，主に有症候性が前提と言えます．大ざっぱな表現をすると『動悸などの症状にとても困っているから，その症状にアブレーションという手段を用いて積極的にアプローチする』という言い方になります.

　では，海外では適応をどのようにとらえているのでしょうか？

　HRS/EHRA/ECAS のエキスパートコンセンサスをみてみると，やはり，有症候性であるということが前提であることがわかります[109].

　ただ，現実の臨床では，無症状でも若年発症であれば，その後の予後を考慮して行うべき場合もありますし，無症状であっても患者さんからの治療の希望が強

●129

表 32-b　心房細動のアブレーションの適応

アブレーションの適応	クラス	レベル
薬物治療抵抗性の有症候性心房細動		
発作性：推奨	I	A
持続性：妥当	IIa	B
高度持続性：考慮可	IIb	B
薬物治療を行ったことがない有症候性心房細動		
発作性：妥当	IIa	B
持続性：考慮可	IIb	C
高度持続性：考慮可	IIb	C

（Calkins H, et al, 2012, p646 より改変引用）[109]

い場合もあります．このような時は，ケースバイケースで適応を考えるということになります．

　「アブレーションの最もよい適応は，症状で困っている人」

そしてこれから 5

33 肺静脈から発生する心房期外収縮が心房細動合併の主な原因

33 心房細動の起源としての肺静脈

　心房細動の発生機序として，異所性刺激生成説と興奮旋回説（リエントリー）はすでに50年以上も前から提唱され，今でもおおむねこれに基づいて説明されています．心房細動中の心房電位を記録・観察すると，局所の異常興奮（自動能）の亢進（focal mechanism）と複数興奮波（multiple wavelets）の不規則な旋回運動（random reentry）が，実験的かつ臨床的にも証明されています．実臨床では，局所の異常興奮とは，肺静脈がその起源の多くを占める心房期外収縮であり，リエントリー成立のための環境は，電気的および構造的リモデリングとされています．

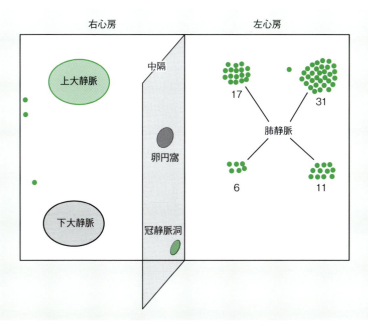

図33　心房細動のひき金となる心房期外収縮の分布（45名，69起源）
(Haïssaguerre M, et al, 1998, p661 より改変)[110]

●131

局所異常興奮（心房期外収縮）は不整脈の引き金（trigger）であり，1998年，Haïssaguerreらが心房期外収縮の発生部位の約90%程度が肺静脈起源（左上肺静脈が最も高頻度）であることを証明しました（図33）．このことは同部位からの興奮が高頻度に持続的に発生することで，心房細動波形になり得ることも示し，その起源をアブレーションすることにより心房細動を根治できる可能性を示した最初の革命的な発表でした．

　その後，肺静脈に関してどのような知見が得られているのでしょうか？　肺静脈近位部の心外膜側には心房筋が袖状（myocardial sleeve）に認められ[111]，洞結節細胞（P細胞）やPurkinje線維類似細胞の存在も指摘されています[112]．これら細胞の存在が，異所性興奮や心房細動の成立に関与している可能性もあると考えられています．不整脈発生の機序から考えると，交感神経興奮などの自律神経の関与（カテコラミンの放出），それに伴う心房筋ストレッチ（急激な血圧変化や高血圧などの心房圧上昇によって認められる）や炎症などのストレスが，細胞内Ca^{2+}過負荷を助長して撃発活動（triggered activity）が生じ，これが異常興奮の原因となると考えられています．カテコラミン以外にも低カリウム血症や高カルシウム血症などの電解質異常，虚血や徐脈などでも撃発活動は生じ，不整脈の成因として重要な要素の一つとされています．

　また，組織学的には肺静脈と心房筋境界域の筋束が不規則であることも心房の伝導遅延や不応期短縮をもたらし，局所のマイクロリエントリー形成を助ける可能性も指摘されています．肺静脈を起源とする心房期外収縮の存在は，心房筋に直接的に働きかけ，リモデリングを促進し，心房細動の発生と維持の双方に働いていると考えられています．

「肺静脈からの期外収縮は，心房細動の発症と維持に重要な役割を果たしています」

そしてこれから **5**

> **34** 単に肺静脈から期外収縮が出るだけでは心房細動にはならないんですよ. 心房にも同様に, 不整脈を起こしやすくなるような変化があって初めて心房細動になるんです.

34 心房細動発生維持のメカニズム

心房細動（atrial fibrillation；AF）の維持という観点からは「AF begets AF」は忘れてはならないキーワードです. ヤギを用いた実験で, Allessie らは心房に高頻度刺激を加え心房細動を誘発し, 洞調律に戻るとすみやかに刺激を再開することを続けました. これらを続けることで誘発された心房細動の持続時間がしだいに延長し, 持続性へ移行することを証明しました[113]。

「AF begets AF」とは, 反復する刺激が心房筋へ持続的に働きかけること, つまり心房細動そのものが, 心房細動の維持自体に働いていることを証明した点で重要と言えます.

いったん, 心房細動が発生すると月日とともに洞調律へ復帰しにくくなります. それはリエントリー維持のために不応期短縮と伝導遅延をもたらす変化（リモデリング）が要因です. リモデリングには**電気的リモデリング**と**構造的リモデリング**があります.

●電気的リモデリング

心房細動により心房筋が高頻度に興奮すると, 細胞内 Ca^{2+} 過負荷とともに高頻度興奮することを可能にし, さらに Na^+ チャネル電流が減少することで伝導遅延をもたらし, リエントリー成立の環境が整うことになります. このような変化は心房細動が停止すればすみやかに回復しますが, 心房細動が継続すると遺伝子発現の修飾によりチャネル自体の密度が減少してきます. 心房細動の維持がこのような変化のみで説明できれば理解も比較的容易ですが, そのほかにもさまざまなメカニズムの関与が証明されています.

●構造的リモデリング

アポトーシスに伴った細胞死や心房筋の線維化は, 心房細動の継続・維持にきわめて重要な意味をもつとされています. 心房自体のストレッチや炎症, 虚血と

133

いったストレスはアンギオテンシンⅡ（AⅡ）を増加させます．AⅡの存在は細胞内調節キナーゼを介し線維化を促進します．また，心房細胞のストレッチ自体がAT1（アンギオテンシンⅠ）を直接的に活性化する可能性も報告されており[114]，AⅡは電気的リモデリングと構造的リモデリング双方に強く関与し，最終的には数週間～数カ月かけ生じた線維化が心房細動維持の基質として大きな意味をもつとされています．

「リモデリングは心房細動の維持に重要な役割を果たしています」

そしてこれから 5

35 心房細動の場合には，肺静脈隔離術以外にもいくつかの異なった方法がある．病状が進んでいる場合には，再発もしやすいので，単に肺静脈への治療だけでは不十分なことも多い．

35 アブレーションの進歩

1998年に，Haïssaguerreらによって心房細動の原因となる心房期外収縮のほとんどが肺静脈由来であると報告されてからのアブレーションの進歩には目覚ましいものがあります．治療そのものの進歩という点では，大きく3つに分けて考える必要があります．

●何を用いてアブレーションをするのか？

不整脈に対するアブレーションは高周波を用いて行われてきました．心房細動においても同様で，現在でも高周波による治療が最も広く行われています．高周波を用いた場合，局所に熱凝固に伴う血栓形成や焼灼範囲が不均一になるという問題がありました．

その問題をある程度解決したものがイリゲーションカテーテル[115)116)]と呼ばれるもので，カテーテル先端から生理食塩液を持続的に流し，血栓形成を防ぎ，局所を冷却し，結果として十分な焼灼範囲を確保するというものでした．今でもこのイリゲーションカテーテルが主流であり，カテーテルのデザインや素材の変更などに伴い，進化を続けています．

しかしながら，高周波によるアブレーションには局所の"焼ムラ"に伴う再伝導の問題がありました．アブレーション後の再発の最も重要な要素の一つに再伝導があるため，再伝導をいかに効率よく解決するかが問題でした．その後，CT画像や超音波画像を用いた三次元マッピングガイド下で行うことで，焼灼ポイントを効率的に作成することが可能になりました．

また，その他の方法として，クライオバルーン[117)〜119)]とホットバルーンがあります．前者は亜酸化窒素ガスを用いて標的部位を冷凍凝固させるもので，後者はバルーン内に充填された液体を高周波により温め，その熱によりアブレーションを行うというものです．いずれでも専用のカテーテルや周辺機材などが必要であるという問題はありますが，従来の高周波と同等の成績ですし，デバイスの進

解説35

●135

化とともにアブレーションそのものが容易になる可能性があるので，今後主流になっていくかもしれません．

● 肺静脈隔離術以外にどのようなことが試みられてきたのか？

肺静脈に起因する心房期外収縮が左房に働きかけないようにすることが肺静脈隔離術の基本的コンセプトですが，アブレーションが行われるようになった当初は，かなり肺静脈寄りをアブレーションしていたため，肺静脈狭窄などの問題が生じました[120)121)]．その後，肺静脈狭窄を防ぎ，心房細動の維持に関与すると考えられる肺静脈前庭部（antrum）でのマイクロリエントリーを抑制できる効果もあることから，この前庭部へのアブレーションが試みられるようになりました．

発作性心房細動であれば，肺静脈隔離のみでもかなり良好な成績が望めます．しかしながら持続性のように病期が進んでいる場合は心房細動の維持に左房側の要素（基質）が強く働いていると考えられるため，左房そのものへのアプローチが必要と考えられるようになりました．

そこで左房天蓋部（roof）[122)]や僧帽弁輪峡部（mitral isthmus）[123)]へのアブレーションラインを作成することで，発作性心房細動や持続性心房細動でも，より高い洞調律維持を目指せる可能性が出てきました[124)125)]．また，CFAE（complex fractionated atrial electrogram）と呼ばれる電位をターゲットにするアブレーションは，より強く心房筋を修飾する試みでした．CFAE は細動維持に重要な左房基質（substrate）を反映している可能性があると考えられているからです．

しかし，最近になり，このような進歩に水を差すような否定的な報告がなされました．持続性心房細動例を肺静脈隔離のみの群，CFAE アブレーション群，天蓋部および僧帽弁輪峡部へのアブレーションラインを作成した群の3群に分け，洞調律維持を比較しました．意外なことに3群間で予後に差はありませんでした[126)]．その理由は定かではありませんが，細動維持のメカニズムがいまだ十分に解明されたとはいえないことを間接的に反映しているものといえます．

他には，GP（ganglionated plexi；神経節）をターゲットにすることや，Rotor（心房細動の維持に関わるスパイラルリエントリー）を特殊なカテーテルとアルゴリズムを用いて画像化して焼灼する方法が試みられています．GP は心外膜側に存在し，脂肪織の中に認められるもので，神経線維を肺静脈や心房筋へ出しています．

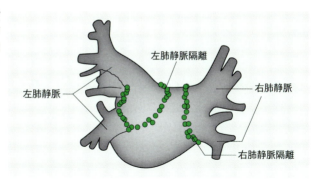

図35 三次元マッピングガイド下での心房細動アブレーションの図

自律神経活動そのものが異所性興奮やリエントリー形成をもたらすと考えられるため[127)128)]，同部位へのアブレーションは理にかなっているといえます．また，今後期待される手法として，Rotorへのアブレーション[129)]は，細動の心房内での活動を可視化し，細動維持に不可欠と考えられる部位をターゲットとするものですし，心房筋の低電位領域（線維化組織）をMRIなどにより可視化したり，局所の電位を詳細に観察することで効率的にアブレーションを試みる方法[130)]も行われています．

● 治療をサポートする画像機器の進歩

　高周波によるアブレーションが始まった当初は，透視のみで治療が行われていました．しかし，解剖学的な位置が把握しにくいことや，透視に伴う無視できない程度の被曝の問題がありました．そこで，事前に取り込んだCT画像を参考に治療を行うことで，解剖学的位置関係をより詳細に把握することが可能になり，左房天蓋部や僧帽弁輪峡部などへのブロックラインの作成やCFAEアブレーションといった，より複雑な治療を可能にしました．最近では，心内エコーを用いて空間的把握がより容易に行えるようになりました．

　また，他にもさまざまな周辺機器が進化し，電位測定用カテーテル操作の精度がより高く，またより容易になり，複雑な電位の解析等も行えるようになってきています．周辺機器の進化は今後もまだまだ続きそうです．

「心房細動のアブレーションは進歩し続けています．その進歩は不整脈そのもののメカニズムが明らかになっていくことと同義ともいえそうです」

左心耳閉鎖デバイス
（抗凝固療法を長期適応できない脳卒中高リスク例に朗報）

　心房細動における抗凝固療法の意義を疑う人はいないと思います．しかし抗凝固療法を長期適応できない患者さんもいます．塞栓源の血栓の90%以上は左心耳由来で，経食道心臓超音波画像の検討でも，左心耳流速の低下は脳梗塞の高リスク因子であるとされていますし[168)169)]，心臓手術の際に，左心耳縫縮[170)]や切除を行うと，脳梗塞が減るということもわかっていましたから[171)]，左心耳をターゲットにしたデバイスが出てくることは当然の成り行きであったといえます．左心耳閉鎖デバイスは，血栓ができやすい左心耳を非観血的に閉鎖することで，脳塞栓を予防することを目的としており，抗凝固療法を適応したくても出血リスクが高いことから躊躇される際に考慮されるものです．本邦では未承認ですが，ESC（欧州心臓病学会）のガイドラインでは2012年の段階でClass Ⅱbに記載されていますし，FDA（アメリカ食品医薬品局）では2015年に承認されました．
　現在使用可能なデバイスは，心房中隔穿刺を行いデバイスを留置するWATCHMANとAMPLATZER Cardiac Plug，また心外膜側よりアプローチをし，左心耳縫縮を行うLARIATがあります．その中で過去に最も多く検討されているWATCHMANについて振り返りたいと思います．

● **PROTECT AF 試験**[172)]

　$CHADS_2$スコア1点以上の非弁膜症性心房細動707人を対象に，左心耳閉鎖デバイスとワルファリンとの心血管イベントに関する非劣性が検討されました．平均年齢はデバイス治療群（463人）71.7歳，コントロール群（244人）72.7歳で，両群とも$CHADS_2$は1〜2点が過半数以上を占めました（$CHADS_2$スコア平均2.2点）．
　2年半程度の観察期間で，一次エンドポイントとする有害事象（脳卒中，心血管死または原因不明の死亡，全身性塞栓症）はそれぞれデバイス治療群が3.0%，コントロール群4.9%と非劣性が示されました．しかし，デバイス治療群では手技に関わる合併症頻度（重篤な心嚢液貯留4.8%，手技に伴う虚血性脳卒中1.1%）が比較的高く認められました．

● PREVAIL 試験[173]

　CHADS$_2$ 2 点以上もしくは，1 点以上でかつ他の危険因子を有する非弁膜症性心房細動を対象に，デバイス治療群（269 人），ワルファリン群（138 人）に分け，比較検討されました.

　18 カ月の観察期間で，有害事象（脳卒中，全身性塞栓症，心血管死または原因不明の死亡）の頻度は，デバイス治療群 0.064，ワルファリン群 0.063 と非劣性を示すことができませんでした. ただし，脳卒中や全身性塞栓症に限れば，デバイス治療群に非劣性を認めました.

　手技に伴う合併症は 2.2% でしたので，PROTECT AF 試験に比べるとかなり改善していることがわかります. また，本試験では，CHADS$_2$ 平均 2.6 点でしたから，おおむね年間 5% 以上の脳卒中合併の可能性があり，抗凝固療法の効果を加味しても年間 1.5% 程度のリスクはあったはずです. しかし，蓋を開けてみるとワルファリン群の脳梗塞の頻度は 0.7% と低く，さらに脳出血はまったく認めませんでした. 一般的に予測されるよりも非常にワルファリンの効果が高かったわけですから，裏を返すとデバイス治療群の効果はかなり高かったように思われます.

　手技に伴う合併症頻度が許容できる程度まで改善すれば，十分に期待できるデバイスといえると思います. ただし，デバイス留置後も抗血小板薬の内服は必要です.

　どうしてかって？ それは異物が留置されますし，塞栓源の 10% 程度は左心耳以外からの由来ですから.

抗不整脈薬と Ic flutter

　心房細動に対して，Na チャネル遮断薬を用いると，時に心房粗動を合併することがあります．これには，薬剤そのものに心房細動を停止させようとするプロセスと，下大静脈間三尖弁峡部の伝導を遅延させる効果とがあるためと考えられています．峡部は心房粗動を形成するために必須の伝導路であり，同部位に伝導遅延が加われば，より心房粗動を維持しやすくなります．このように心房細動に対して Na チャネル遮断薬（特に Ic 群薬）を投与した際に粗動化することを Ic flutter といいます．以前には，峡部へのアブレーションと薬剤の併用で洞調律維持を図ろうと試みられた時代もありましたが，今では，心房細動に対し積極的にアブレーションが行われるようになり，薬剤との併用であるハイブリッド治療は過去のものになりました．

アブレーションは合併症の話が実は一番むずかしい．比較的頻度が高いものから，きわめて稀なものまである．

36 アブレーションの合併症

アブレーションの合併症に関しては，さまざまな報告があります．
表36にその一部を紹介します．

表36．アブレーションの合併症

	合併症の頻度（％）（95％CI）
急性期合併症の頻度	2.9　（2.60-3.22）
合併症の詳細	
死亡	0.06（0.03-0.09）
左房食道瘻	0.08（0.05-0.11）
肺静脈狭窄	0.5　（0.34-0.60）
血管性合併症	1.4　（1.02-1.79）
動静脈瘻	0.40（0.28-0.55）
大腿部の仮性動脈瘤	0.5　（0.34-0.60）
脳卒中/一過性脳虚血発作	0.6　（0.50-0.67）
脳卒中	0.4　（0.30-0.44）
一過性脳虚血発作	0.4　（0.28-0.47）
心タンポナーデ	1.0　（0.83-1.14）
心嚢液貯留	0.7　（0.56-0.88）
横隔神経傷害	0.4　（0.22-0.54）
横隔膜機能障害	0.3　（0.15-0.43）
深部静脈血栓症/肺塞栓症	0.15（0.09-0.21）
気胸	0.2　（0.08-0.29）
血胸	0.2　（0.10-0.28）
敗血症，膿瘍，心内膜炎	0.1　（0.06-0.24）
弁傷害	0.2　（0.08-0.25）

（Gupta A, et al, 2013, p1084 より引用）[131]

アブレーションにおける合併症は，左房食道瘻[132)]や横隔神経傷害[133)]，また食道迷走神経を傷害したことによる急性幽門狭窄[134)]などがありますが，このような特異な合併症は，左房という臓器のその解剖学的特殊性に由来します．また，左房食道瘻ほど重度でなかったにしても，左房後壁と食道は密接した位置関係にあるため，かなり高い頻度で食道傷害が認められることもさまざまな論文で報告されています．

　脳卒中は，アブレーションのみならず，カテーテル治療全体の中で重篤な合併症の一つです．アブレーション前後にMRIを施行した研究[135)]では，有症候性脳卒中を認めたのは全体の0.4%でしたが，MRI画像上では14%という高い頻度で陽性所見を認めており，想像しているよりも，かなり高い頻度で無症候に塞栓症が生じているということが証明されました．ただし補足しますと，この報告では術前にワルファリンを一時中止し，ヘパリンブリッジが行われており，そのため高頻度になったのではないかという意見もあります．

　いずれにしても，これらのことを踏まえ，食道温モニタリングや周術期の厳格な抗凝固薬の管理が行われるようになったといえます．

「合併症の説明では解剖学的特殊性と抗凝固薬の重要性を理解してもらうことが大事」

そしてこれから 5

> **37** 治療後も，全体の何割かは再発する可能性があります．
> カテーテル治療の効果が，長期的にどの程度かはまだ十分にわかってはいませんが，脳梗塞を減少させることができるかもしれないとされています．

37 アブレーションの効果と予後

　アブレーション治療の効果や予後は最も気になるところです．心房細動の発作が抑えられたことによる症状軽減のみでなく，脳卒中の合併頻度などに与える影響は医療者もよく理解し説明できる必要があります．
　ここでは，アブレーションそのものの成績や予後に与える影響を考えてみようと思います．

1．アブレーション治療と薬物療法の比較
　アブレーションが積極的に心房を修飾し治療しているのに対して，抗不整脈薬はあくまでも不整脈を抑え込んでいるにすぎません（図37-a）．過去さまざまな

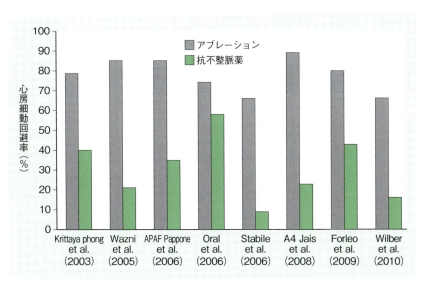

図37-a　アブレーションと抗不整脈薬：ランダム化比較試験による
（Tung R, et al, 2012 より改変引用）[136]

臨床研究がなされ，そのいずれもがアブレーションが薬物治療よりも優れていることを証明しています．

最近報告されたSARA研究[137]でも同様で，持続性心房細動例を対象にアブレーションと薬物療法の治療成績を比較し，1年という短期間ではありますが，洞調律維持率はアブレーション群が70.4％に対して薬物療法は43.7％と，有意にアブレーションのほうが優れていました．

2. 不整脈のタイプによる違いと長期成績

次に大きく分けて，アブレーションの発作性と持続性別の成績について，また長期成績について考えてみたいと思います．

● 発作性心房細動の治療成績

発作性心房細動に関しては，少なくとも短期的な治療成績は満足できるものになってきています．ある研究では，平均15.6カ月の観察期間中，肺静脈隔離術による再発率は11.5％となっており，ほぼ90％程度洞調律が維持できていたことになります．

● 持続性心房細動の治療成績

持続性心房細動に関しては発作性ほど，十分な成績が得られてはいません．一般に，持続性ではより心房筋への修飾[138]が必要と考えられていますが，以下のように最近の報告では否定的な報告もあります．

STAR AF II試験

589例の持続性心房細動を肺静脈隔離術のみの群，肺静脈隔離に加えCFAE（complex fractionated atrial electrogram）アブレーションを追加した群，肺静脈隔離に左房天蓋部および僧帽弁輪峡部への線状焼灼を追加した3群に分けて比較検討しています．18カ月の観察期間で単回治療後の心房細動回避率はそれぞれ59％，49％，46％（p＝0.15）と有意差は認めず，むしろ肺静脈隔離のみのほうが良い傾向でした[139]．

● 長期成績

また，長期成績については以下の報告も参考になります．

100例の心房細動（発作性64例，持続性22例，長期持続性14例）に対して，

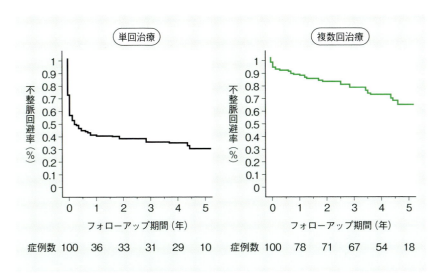

図 37-b　単回と複数回治療の効果の比較

(Weerasooriya, et al, 2011, p164 より改変引用)[140]

発作性へは肺静脈隔離術を施行し，持続性に関しては天蓋部や僧帽弁輪峡部への線状焼灼を追加し，再発例には追加のアブレーションを施行し，5 年間経過を追っています (図 37-b)[140].

　さまざまな時期の心房細動が含まれていますので，一概にはいえませんが，単回治療のみでの洞調律維持は 1 年後で約 40% (39.8±5.1%) 程度，5 年では約 30% (28.5±4.7%) であり，複数回施行した例では，1 年後は約 90% (87.1±3.5%)，5 年後は約 60% (62.9±5.4%) で，結論として複数回施行することが長期成績を維持するためには重要であるとされています.

　アブレーションは薬物治療よりも優れていて，複数回アブレーションを受ければ，短期的にはかなり高い確率で洞調律を維持できることはわかりました.
　では，アブレーションが予後に与える影響はどうなのでしょうか？

3. アブレーションが予後 (特に脳卒中リスク) に与える影響

　心房細動へのアブレーションは，その歴史もまだ日が浅く，予後へ与える影響

がどの程度かは最近まであまりよくわかっていませんでしたが，いくつかの報告からその影響が明らかになりつつあります．

　Bunch らの報告[141]はアブレーション群 4,212 例と年齢や性別をマッチさせたアブレーションを受けなかった心房細動群 16,848 例，年齢や性別をマッチさせた非心房細動群 16,848 例の予後（全死亡，心不全，脳卒中，認知症，心血管性疾患による合併を複合エンドポイントとして評価）を最低 3 年間経過観察しています．その結果，3 年経過後のイベント合併率はアブレーション群 6.0％，アブレーションを受けなかった群 23.5％，非心房細動群 8.7％であり，アブレーション群はコントロール群と同等で，個々の評価項目に関しても同様の傾向を示しました．

　また，同じグループからの報告[142]で，$CHADS_2$ スコアにかかわらず同様の結果が示され，患者群の脳卒中リスクの程度は，アブレーション後の予後に影響しないことも示されました．

　さらに，アブレーション後の洞調律維持そのものが，どの程度予後に影響を与えるのかが気になります．Ghanbari ら[143]の報告では，洞調律であることは，心臓死を減少させ（HR 0.41，p＝0.015），全死亡や心血管性疾患の合併に関しても改善させる傾向を示しました（全死亡 HR 0.86，p＝0.48，心血管性イベント HR 0.79，p＝0.34）．

　結論を出すにはまだ不十分ですが，少なくとも短期的にはアブレーションが生命予後を改善する可能性があるかもしれません．

「アブレーションの効果はまだ未知数．やはり適応は慎重にすべき」

▶▶▶ エピローグ

　なにが違うんだろうって，最後の病院に行った時なんとなく感じていたけれど，ようやくわかったんだよ．いや，別に医者の説明がよかったとか，病院がキレイだったとか，看護師が気が利くとか，それだけじゃないんだよな．

　早く教えろって？　いや，それがさ，とても簡単な話さ．
　俺なんて酒が好きだからちょくちょく居酒屋に行くけど，通う店の雰囲気って決まっていてさ．気持ちのいい店って，だいたい，暖簾をくぐると店の人が威勢良く「いらっしゃい」って言うだろ．それで飲みモードスイッチオンなんだよな．気持ちよく席に案内されてさ，お通しなんてちょっと気の利いたものがサッと出てきて．生を頼んだらジョッキがキンキンに冷えていて，料理は少しの量でいいから美味しくて，時々女将が様子を見にきてくれてお勧めを教えてくれたりして……．
　え？　お前の私生活には興味ないって？　ここまで話してまだわからないかな〜．

**　いい病院も，いい居酒屋も変わらないってことさ．**

　病院の玄関をまたいだ時から，その病院への患者の評価って始まるんじゃないかな．受付がスムーズだったとか，困っている時に案内の説明がよかったとか，待っている時間が長くなりそうなら前もって伝えてくれたり．もちろん，

言葉づかいとかも大切さ．そりゃ，丁寧なほうがいいけど，なんでも，"お"をつければ丁寧語と思ってもらっても困るよな．普通に接してくれれば，それでほとんどの人は満足なんじゃないか．

　居酒屋でいう料理は，病院の医者みたいなものだけど，料理を美味しく楽しめるかどうかって，料理が出てくるまでにある程度決まってしまっている気がするだろ．もちろん，店の雰囲気が良くても料理がまずけりゃダメだよ．料理を食べに行っているんだから．

　今から思い出しても，最初にかかった"やぶ"には参ったよな．人の話は聞かないし，いきなりクスリ出すしさ．看護師も無愛想だし，受付も冷たいし．あんな居酒屋だったら，二度と行かないけど，病院はそうは行かないだろ．飲みに行った時のように気に入らなかったら別の店ってわけにはいかないからさ．だから，できれば病院ももうちょっと気の利いた居酒屋みたいになってほしいよな．

　あ，そうそう結局，まだ治療を受けるかどうかは決めてないんだよ．今のところは受けようかなと思っているけど，仕事も忙しいし，担当の先生もまだ慌てなくていいって言ってくれているし．だから，今日もこれからちょっと引っかけに行こうかと思ってさ．

　これから飲みに行くことは酒の飲めないあの"気が利く居酒屋"には内緒にしておくけどな．

　ははは．

文献一覧

※番号がないものは参考文献

1 心房細動の発症頻度

1) Heeringa J, et al：Prevalence, incidence and lifetime risk of atrial fibrillation：the Rotterdam study. Eur Heart J 2006；8：949-953.（PMID：16527828）

2) Alonso A, et al：A rising tide；the global epidemic of atrial fibrillation. Circulation 2014；129：829-830.（PMID：24345400）

3) Chugh SS, et al：Worldwide epidemiology of atrial fibrillation：a global burden of disease 2010 Study. Circulation 2014；129：837-847.（PMID：24345399）

4) 橋場邦武：老年者の不整脈. 日老医誌 1989；26：101-110.

5) Inoue H, et al：Prevalence of atrial fibrillation in the general population of Japan：ananalysis based on periodic health examination. Int J Cardiol 2009；13：102-107.（PMID：18691774）

• Schnabel RB：50 year trends in atrial fibrillation prevalence, incidence, risk factors, and mortality in the Framingham Heart Study：a cohort study. Lancet 2015；386：154-162.（PMID：25960110）

2-0 心房細動の発症リスク

6) 日本循環器学会：心房細動治療（薬物）ガイドライン（2013年改訂版）. http://www.j-circ.or.jp/guideline/pdf/JCS2013_inoue_h.pdf

7) Benjamin EJ, et al：Independent risk factors for atrial fibrillation in a population-based cohort：the Framingham Heart Study. JAMA 1994；271：840-844.（PMID：8114238）

8) 藤島正敏：脳血管障害のリスクファクターとしての心疾患. 循環器専門医 1998；6：19-26.

9) Lubitz SA, et al：Association between familial atrial fibrillation and risk of new-onset atrial fibrillation. JAMA 2010；304：2263-2269.（PMID：21076174）

2-1 高血圧と心房細動

10) Krahn AD, et al：The natural history of atrial fibrillation：incidence, risk factors, and prognosis in the Manitoba Follow-Up Study. Am J Med 1995；98：476-484.（PMID：7733127）

2-3 肥満と心房細動

11) Benjamin EJ, et al：Independent risk factors for atrial fibrillation in a population-based cohort：the Framingham Heart Study. JAMA 1994；271：840-844.（PMID：8114238）

12) Wang TJ, et al：Obesity and the risk of new-onset atrial fibrillation. JAMA 2004；292：2471.（PMID：15562125）

149

13) Frost L, et al：Overweight and obesity as risk factors for atrial fibrillation or flutter：the Danish Diet, Cancer, and Health Study. Am J Med 2005；118：489-495.（PMID：15866251）

14) Abed HS, et al：Effect of weight reduction and cardiometabolic risk factor management on symptom burden and severity in patients with atrial fibrillation：a randomized clinical trial. JAMA 2013；310：2050-2060.（PMID：24240932）

15) Pathak RK, et al：Long-term effect of goal-directed weight management in an atrial fibrillation cohort：A Long-Term Follow-Up Study（LEGACY）. J Am Coll Cardiol 2015；65：2159-2169.（PMID：25792361）

2-4 飲酒と喫煙と心房細動

16) Djoussé L, et al：Long-term alcohol consumption and the risk of atrial fibrillation in the Framingham Study. Am J Cardiol 2004；93：710.（PMID：15019874）

17) Kodama S, et al：Alcohol consumption and risk of atrial fibrillation：a meta-analysis. J Am Coll Cardiol 2011；57：427-436.（PMID：21251583）

18) Heeringa J, et al：Cigarette smoking and risk of atrial fibrillation：the Rotterdam Study. Am Heart J 2008；156：1163-1169.（PMID：19033014）

19) Chamberlain AM, et al：Smoking and incidence of atrial fibrillation：results from the Atherosclerosis Risk in Communities（ARIC）Study. Heart Rhythm 2011；8：1160-1166.（PMID：21419237）

20) Dixit S, et al：Secondhand smoke and atrial fibrillation：data from the Health eHeart Study. Heart Rhythm 2016；13：3-9.（PMID：26340844）

2-5 睡眠時無呼吸症候群と心房細動

21) Kanagala R, et al：Obstructive sleep apnea and the recurrence of atrial fibrillation. Circulation 2003；107：2589-2594.（PMID：12743002）

3 心原性脳塞栓の予後

22) Hayden DT, et al：Rates and determinants of 5-Year outcomes after atrial fibrillation-related stroke：a population study. Stroke 2015；46：3488-3493.（PMID：26470776）

- Wolf PA, et al：Atrial fibrillation as an independent risk factor for stroke：the Framingham Study. Stroke 1991；22：983-988.（PMID：1866765）

4 抗凝固療法

23) Hart RG, et al：Meta-analysis：antithrombotic therapy to prevent stroke in patients who have nonvalvular atrial fibrillation. Ann Intern Med 2007；146：857-867.（PMID：17577005）

- Bonde AN, et al：Net clinical benefit of antithrombotic therapy in patients with atrial fibrillation and chronic kidney disease：a nationwide observational cohort study. J Am Coll Cardiol 2014；64：2471-2482.（PMID：25500231）

5 DOAC（NOAC）とワルファリンの作用機序の違い

24) Connolly SD, et al：Andexanet alfa for acute major bleeding associated with factor Xa

inhibitors Stuart. N Engl J Med 2016；375：1131-1141.（PMID：2757306）

6 リスクの層別化

25）Gage BF, et al：Validation of clinical classification schemes for predicting stroke：results from the National Registry of Atrial Fibrillation. JAMA 2001；285：2864-2870.（PMID：11401607）

26）Lip GY, et al：Refining clinical risk stratification for predicting stroke and thromboembolism in atrial fibrillation using a novel risk factor-based approach：the euro heart survey on atrial fibrillation. CHEST 2010；137：263-272.（PMID：19762550）

27）心房細動治療（薬物）ガイドライン（2013年改訂版）. http://www.j-circ.or.jp/guideline/pdf/JCS2013_inoue_h.pdf

28）Camm AJ, et al：2012 focused update of the ESC guidelines for the management of atrial fibrillation：an update of the 2010 ESC guidelines for the management of atrial fibrillation. Developed with the special contribution of the European Heart Rhythm Association. Eur Heart J 2012；33：2719-2747.（PMID：22922413）

29）January CT, et al：2014 AHA/ACC/HRS guideline for the management of patients with atrial fibrillation：executive summary：a report of the American College of Cardiology/American Heart Association Task Force on practice guidelines and the Heart Rhythm Society. Circulation 2014；130：2071-2104.（PMID：24682348）

7 心房細動の分類

30）心房細動治療（薬物）ガイドライン（2013年改訂版）. http://www.j-circ.or.jp/guideline/pdf/JCS2013_inoue_h.pdf

31）Hart RG, et al：Stroke with intermittent atrial fibrillation：incidence and predictors during aspirin therapy. J Am Coll Cardiol 2000；35：183-187.（PMID：10636278）

8 心房細動におけるアスピリンの脳梗塞予防効果は

32）Sato H, et al：Low-dose aspirin for prevention of stroke in low-risk patients with atrial fibrillation：Japan Atrial Fibrillation Stroke Trial. Stroke 2006；37：447-451.（PMID：16385088）

33）Connolly SJ, et al：Apixaban in patients with atrial fibrillation. N Engl J Med 2011；364：806-817.（PMID：21309657）

9 INRとワルファリンの管理基準

34）心房細動治療（薬物）ガイドライン（2013年改訂版）. http://www.j-circ.or.jp/guideline/pdf/JCS2013_inoue_h.pdf

35）Eikelboom JW, et al：Dabigatran versus warfarin in patients with mechanical heart valves. N Engl J Med 2013；369：1206-1214.（PMID：23991661）

36）Mant J, et al：Warfarin versus aspirin for stroke prevention in an elderly community population with atrial fibrillation（the Birmingham Atrial Fibrillation Treatment of the Aged Study, BAFTA）：a randomised controlled trial. Lancet 2007；370：493-503.（PMID：17693178）

37) Yasaka M, et al：Optimal intensity of international normalized ratio in warfarin therapy for secondary prevention of stroke in patients with non-valvular atrial fibrillation. Intern Med 2001；40：1183-1188.（PMID：11813841）

10 ワルファリンにおける TTR と INR コントロールの重要性

38) Oake N, et al：Frequency of adverse events in patients with poor anticoagulation：a meta-analysis. CMAJ 2007；176：1589-1594.（PMID：17515585）

39) Connolly SJ, et al：Benefit of oral anticoagulant over antiplatelet therapy in atrial fibrillation depends on the quality of international normalized ratio control achieved by centers and countries as measured by time in therapeutic range. Circulation 2008；118：2029-2037.（PMID：18955670）

40) Ruff CT, et al：Comparison of the efficacy and safety of new oral anticoagulants with warfarin in patients with atrial fibrillation：a meta-analysis of randomised trials. Lancet 2014；383：955-962.（PMID：24315724）

12-1 ダビガトラン

41) Connolly SJ, et al：Dabigatran versus warfarin in patients with atrial fibrillation. N Engl J Med 2009；361：1139-1151.（PMID：19717844）

42) Hijazi Z, et al：Efficacy and safety of dabigatran compared with warfarin in relation to baseline renal function in patients with atrial fibrillation：a RE-LY (Randomized Evaluation of Long-term Anticoagulation Therapy) trial analysis. Circulation 2014；129：961-970.（PMID：24323795）

12-2 リバーロキサバン

43) Patel MR, et al：Rivaroxaban versus warfarin in nonvalvular atrial fibrillation. N Engl J Med 2011；365：883-891.（PMID：21830957）

44) Hori M, et al：Rivaroxaban vs. warfarin in Japanese patients with atrial fibrillation：the J-ROCKET AF study. Circ J 2012；76：2104-2111.（PMID：22664783）

45) Halperin JL, et al：Efficacy and safety of rivaroxaban compared with warfarin among elderly patients with nonvalvular atrial fibrillation in the Rivaroxaban Once Daily, Oral, Direct Factor Xa Inhibition Compared With Vitamin K Antagonism for Prevention of Stroke and Embolism Trial in Atrial Fibrillation (ROCKET AF). Circulation 2014；130：138-146.（PMID：24895454）

12-3 アピキサバン

46) Granger CB, et al：Apixaban versus warfarin in patients with atrial fibrillation. N Engl J Med 2011；365：981-992.（PMID：21870978）

47) Lopes RD, et al：Efficacy and safety of apixaban compared with warfarin according to patient risk of stroke and of bleeding in atrial fibrillation：a secondary analysis of a randomised controlled trial. Lancet 2012；380：1749-1758.（PMID：23036896）

12-4 エドキサバン

48) Giugliano RP, et al：Edoxaban versus warfarin in patients with atrial fibrillation. N

Engl J Med 2013；369：2093-2104.（PMID：24251359）

49) O'Donoghue ML, et al：Edoxaban vs. warfarin in vitamin K antagonist experienced and naive patients with atrial fibrillation. Eur Heart J 2015；36：1470-1477.（PMID：25687352）

13　初めて発症したのではなく，初めて見つかった不整脈であるということ

50) Senoo K, et al：Distribution of first-detected atrial fibrillation patients without structural heart diseases in symptom classifications. Circ J 2012；76：1020-1023.（PMID：22451452）

51) 心房細動治療（薬物）ガイドライン（2013年改訂版）．http://www.j-circ.or.jp/guideline/pdf/JCS2013_inoue_h.pdf

14　心エコー検査

52) （No authors listed）：Echocardiographic predictors of stroke in patients with atrial fibrillation：a prospective study of 1066 patients from 3 clinical trials. Arch Intern Med 1998；158：1316-1320.（PMID：9645825）

53) Sanfilippo AJ, et al：Atrial enlargement as a consequence of atrial fibrillation：a prospective echocardiographic study. Circulation 1990；82：792-797.（PMID：2144217）

54) Brodsky MA, et al：Factors determining maintenance of sinus rhythm after chronic atrial fibrillation with left atrial dilatation. Am J Cardiol 1989；63：1065-1068. PMID：2705376

55) The Stroke Prevention in Atrial Fibrillation Investigators Committee on Echocardiography：transesophageal echocardiographic correlates of thromboembolism in high-risk patients with nonvalvular atrial fibrillation. Ann Intern Med 1998；128：639-647.（PMID：9537937）

56) Zabalgoitia M, et al：Transesophageal echocardiographic correlates of clinical risk of thromboembolism in nonvalvular atrial fibrillation. J Am Coll Cardiol 1998；31：1622-1626.（PMID：9626843）

57) Fatkin D, et al：Relations between left atrial appendage blood flow velocity, spontaneous echocardiographic contrast and thromboembolic risk in vivo. J Am Coll Cardiol 1994；23：961-969.（PMID：8106703）

58) Santiago D, et al：Left atrial appendage function and thrombus formation in atrial fibrillation-flutter：a transesophageal echocardiographic study. J Am Coll Cardiol 1994；24：159-164.（PMID：8006260）

17　基礎心疾患と抗不整脈薬の関係

59) 心房細動治療（薬物）ガイドライン（2013年改訂版）．http://www.j-circ.or.jp/guideline/pdf/JCS2013_inoue_h.pdf

60) Echt DS, et al：Mortality and morbidity in patients receiving encainide, flecainide, or placebo：the Cardiac Arrhythmia Suppression Trial. N Engl J Med 1991；324：781-788.（PMID：1900101）

18 高血圧と脳卒中の関係

61) Lip GY, et al：Effect of hypertension on anticoagulated patients with atrial fibrillation. Eur Heart J 2007；28：752-759.（PMID：17289744）

20 ACE 阻害薬と ARB

62) Goette A, et al：Increased expression of extracellular signal-regulated kinase and angiotensin-converting enzyme in human atria during atrial fibrillation. J Am Coll Cardiol 2000；35：1669-1677（PMID：10807475）

63) Nakashima H, et al：Reverse-remodeling effects of angiotensin II type 1 receptor blocker in a canine atrial fibrillation model. Circ J 2007；71：1977-1982.（PMID：18037757）

64) Wachtell K, et al：Angiotensin II receptor blockade reduces new-onset atrial fibrillation and subsequent stroke compared to atenolol：the Losartan Intervention For End Point Reduction in Hypertension (LIFE) study. J Am Coll Cardiol 2005；45：712-719.（PMID：15734615）

65) Maggioni AP, et al：Valsartan reduces the incidence of atrial fibrillation in patients with heart failure：results from the Valsartan Heart Failure Trial (Val-HeFT). Am Heart J 2005；149：548-557.（PMID：15864246）

66) Ducharme A, et al：Prevention of atrial fibrillation in patients with symptomatic chronic heart failure by candesartan in the Candesartan in Heart failure：Assessment of Reduction in Mortality and morbidity (CHARM) program. Am Heart J 2006；152：86-92.（PMID：16838426）

67) Julius S, et al：Outcomes in hypertensive patients at high cardiovascular risk treated with regimens based on valsartan or amlodipine：the VALUE randomised trial. Lancet 2004；363：2022-2031.（PMID：15207952）

68) Khatib R, et al：Blockade of the renin-angiotensin-aldosterone system (RAAS) for primary prevention of non-valvular atrial fibrillation：a systematic review and meta analysis of randomized controlled trials. Int J Cardiol 2013；165：17-24.（PMID：22421406）

69) The GISSI-AF investigators：Valsartan for prevention of recurrent atrial fibrillation. N Engl J Med 2009；360：1606-1617.（PMID：19369667）

70) Yamashita T, et al：Randomized trial of angiotensin II-receptor blocker vs. dihydropiridine calcium channel blocker in the treatment of paroxysmal atrial fibrillation with hypertension (J-RHYTHM II study). Europace 2011；13：473-479.（PMID：21148662）

71) Goette A, et al：Angiotensin II-antagonist in paroxysmal atrial fibrillation (ANTIPAF) trial. Circ Arrhythm Electrophysial 2012；5：43-51.（PMID：22157519）

21 スタチン

72) Patti G, et al：Randomized trial of atorvastatin for reduction of postoperative atrial fi-

brillation in patients undergoing cardiac surgery：results of the ARMYDA-3（Atorvastatin for Reduction of MYocardial Dysrhythmia After cardiac surgery）study. Circulation 2006；114：1455-1461.（PMID：17000910）

73）Zheng Zl, et al：Perioperative rosuvastatin in cardiac surgery. N Engl J Med 2016；374：1744-1753.（PMID：27144849）

22　ω3系不飽和脂肪酸は心房細動を抑制するか？

74）Dyerberg J, et al：Eicosapentaenoic acid and prevention of thrombosis and atherosclerosis? Lancet 1978；2：117-119.（PMID：78322）

75）Mozaffarian D, et al：Fish intake and risk of incident atrial fibrillation. Circulation 2004；110：368-373.（PMID：15262826）

76）Larsson SC, et al：Fish, long-chain omega-3 polyunsaturated fatty acid intake and incidence of atrial fibrillation：a pooled analysis of two prospective studies. Clin Nutr 2016 Feb 3. doi：10.1016/j.clnu.2016.01.019.（PMID：26875446）

23　尿酸

77）Tamariz L, et al：Association between serum uric acid and atrial fibrillation：a systematic review and meta-analysis. Heart Rhythm 2014；11：1102-1108.（PMID：24709288）

24　抗不整脈薬投与後の予後

78）Roy D, et al：Amiodarone to prevent recurrence of atrial fibrillation. N Engl J Med 2000；342：913-920.（PMID：10738049）

79）Singh BN, et al：Amiodarone versus sotalol for atrial fibrillation. N Engl J Med 2005；352：1861-1872.（PMID：15872201）

25　慢性期管理における心拍数コントロール（レートコントロール）の意義

80）Van Gelder IC, et al：Lenient versus strict rate control in patients with atrial fibrillation. N Engl J Med 2010；362：1363-1373.（PMID：20231232）

81）Andrade JG, et al：Heart rate and adverse outcomes in patients with atrial fibrillation：a combined AFFIRM and AF-CHF substudy. Heart Rhythm 2016；13：54-61.（PMID：26299677）

26　ジゴキシンとβ遮断薬

82）Whitbeck MG, et al：Increased mortality among patients taking digoxin：analysis from the AFFIRM study. Eur Heart J 2013；34：1481-1488.（PMID：23186806）

83）Turakhia MP, et al：Increased mortality associated with digoxin in contemporary patients with atrial fibrillation：findings from the TREAT-AF study. J Am Coll Cardiol 2014；64：660-668.（PMID：25125296）

84）Mulder BA, et al：Digoxin in patients with permanent atrial fibrillation：data from the RACE II study. Heart Rhythm 2014；11：1543-1550.（PMID：24924587）

85）Roy D, et al：Rhythm control versus rate control for atrial fibrillation and heart failure. N Engl J Med 2008；358：2667-2677.（PMID：18565859）

86) Kotecha D, et al : Efficacy of β blockers in patients with heart failure plus atrial fibrillation : an individual-patient data meta-analysis. Lancet 2014 ; 384 : 2235-2243. (PMID : 25193873)

27 電気的除細動

87) Airaksinen KE, et al : Thromboembolic complications after cardioversion of acute atrial fibrillation : the FinCV (Finnish CardioVersion) study. J Am Coll Cardiol 2013 ; 62 : 1187-1192. (PMID : 23850908)

88) Nuotio I, et al : Time to cardioversion for acute atrial fibrillation and thromboembolic complications. JAMA 2014 ; 6 : 647-649. (PMID : 25117135)

89) Nagarakanti R, et al : Dabigatran versus warfarin in patients with atrial fibrillation : an analysis of patients undergoing cardioversion. Circulation 2011 ; 123 : 131-136. (PMID : 21200007)

90) Cappato R, et al : Rivaroxaban vs. vitamin K antagonists for cardioversion in atrial fibrillation. Eur Heart J 2014 ; 35 : 3346-3355. (PMID : 25182247)

91) Flaker G, et al : Efficacy and safety of apixaban in patients after cardioversion for atrial fibrillation : insights from the ARISTOTLE Trial (Apixaban for Reduction in Stroke and Other Thromboembolic Events in Atrial Fibrillation). J Am Coll Cardiol 2014 ; 63 : 1082-1087. (PMID : 24211508)

92) Lip GY, et al : A prospective evaluation of edoxaban compared to warfarin in subjects undergoing cardioversion of atrial fibrillation : the EdoxabaN vs. warfarin in subjectS UndeRgoing cardiovErsion of Atrial Fibrillation (ENSURE-AF) study. Am Heart J 2015 ; 169 : 597-604. (PMID : 25965706)

28 臨床試験における出血の定義

93) Connolly SJ, et al : Dabigatran versus warfarin in patients with atrial fibrillation. N Engl J Med 2209 ; 361 : 1139-1151. (PMID : 19717844)

94) Granger CB, et al : Apixaban versus warfarin in patients with atrial fibrillation. N Engl J Med 2011 ; 365 ; 981-992. (PMID : 21870978)

95) Schulman S, et al : Definition of major bleeding in clinical investigations of antihemostatic medicinal products in non-surgical patients. J Thromb Haemost 2005 ; 3 : 692-694. (PMID : 15842354)

29 HAS-BLED スコア

96) Pisters R, et al : A novel user-friendly score (HAS-BLED) to assess 1-year risk of major bleeding in patients with atrial fibrillation : the Euro Heart Survey. Chest 2010 ; 5 : 1093-1100. (PMID : 20299623)

97) Gallego P, et al : Relation of the HAS-BLED bleeding risk score to major bleeding, cardiovascular events, and mortality in anticoagulated patients with atrial fibrillation. Circ Arrhythm Electrophysiol 2012 ; 5 : 312-318. (PMID : 22319005)

30 出血後の抗凝固療法の再開について

98) Connolly SJ, et al：Dabigatran versus warfarin in patients with atrial fibrillation. N Engl J Med 2009；361：1139-1151.（PMID：19717844）

99) Patel MR, et al：Rivaroxaban versus warfarin in nonvalvular atrial fibrillation. N Engl J Med 2011；365：883-891.（PMID：21830957）

100) Granger CB, et al：Apixaban versus warfarin in patients with atrial fibrillation. N Engl J Med 2011；365：981-992.（PMID：21870978）

101) Giugliano RP, et al：Edoxaban versus warfarin in patients with atrial fibrillation. N Engl J Med 2013；369：2093-2104.（PMID：24251359）

102) Kuramatsu JB, et al：Anticoagulant reversal, blood pressure levels, and anticoagulant resumption in patients with anticoagulation-related intracerebral hemorrhage. JAMA 2015；313：824-836.（PMID：25710659）

103) Staerk L, et al：Stroke and recurrent haemorrhage associated with antithrombotic treatment after gastrointestinal bleeding in patients with atrial fibrillation：nationwide cohort study. BMJ 2015；351：h5876.（PMID：26572685）

31 抜歯などでは抗凝固薬はどうするか？

104) Wahl MJ：Dental surgery in anticoagulated patients. Arch Intern Med 1998；158：1610-1616.（PMID：9701094）

105) Yasaka M, et al：Ischemic stroke associated with brief cessation of warfarin. Thromb Res 2006；118：290-293.（PMID：16197984）

106) 心房細動治療（薬物）ガイドライン（2013年改訂版）. http://www.j-circ.or.jp/guideline/pdf/JCS2013_inoue_h.pdf

107) Douketis JD, et al：The perioperative management of antithrombotic therapy：American College of Chest Physicians Evidence-Based Clinical Practice Guidelines（8th Edition）. Chest 2008；133：299-339（PMID：18574269）

32 アブレーションの適応

108) 心房細動治療（薬物）ガイドライン（2013年改訂版）. http://www.j-circ.or.jp/guideline/pdf/JCS2013_inoue_h.pdf

109) Calkins H, et al：2012 HRS/EHRA/ECAS expert consensus statement on catheter and surgical ablation of atrial fibrillation: recommendations for patient selection, procedural techniques, patient management and follow-up, definitions, endpoints, and research trial design. Heart Rhythm 2012；9：632-696.（PMID：22386883）

33 心房細動の起源としての肺静脈

110) Haïssaguerre M, et al：Spontaneous initiation of atrial fibrillation by ectopic beats originating in the pulmonary veins. N Engl J Med 1998；339：659-666.（PMID：9725923）

111) Tan AY, et al：Autonomic innervation and segmental muscular disconnections at the human pulmonary vein-atrial junction：implications for catheter ablation of atrial-pulmonary vein junction. J Am Coll Cardiol 2006；48：132-143.（PMID：16814659）

112) Perez-Lugones A, et al：Evidence of specialized conduction cells in human pulmonary veins of patients with atrial fibrillation. J Cardiovasc Electrophysiol 2003；14：803-809. (PMID：12890038)

34　心房細動発生維持のメカニズム

113) Wijffels MC, et al：Atrial fibrillation begets atrial fibrillation：a study in awake chronically instrumented goats. Circulation 1995；92：1954-1968. (PMID：7671380)

114) Goette A, et al：Increased expression of extracellular signal-regulated kinase and angiotensin-converting enzyme in human atria during atrial fibrillation. J Am Coll Cardiol 2000；35：1669-1677. (PMID：10807475)

35　アブレーションの進歩

115) Thomas SP, et al：A comparison of open irrigated and non-irrigated tip catheter ablation for pulmonary vein isolation. Europace 2004；6：330-335. (PMID：15172657)

116) Sauren LD, et al：Transcranial measurement of cerebral microembolic signals during endocardial pulmonary vein isolation：comparison of three different ablation techniques. J Cardiovasc Electrophysiol 2009；20：1102-1107. (PMID：19549035)

117) Jourda F, et al：Contact-force guided radiofrequency vs. second-generation balloon cryotherapy for pulmonary vein isolation in patients with paroxysmal atrial fibrillation：a prospective evaluation. Europace 2015；17：225-231. (PMID：25186456)

118) Sohara H, et al：Feasibility of the radiofrequency hot balloon catheter for isolation of the posterior left atrium and pulmonary veins for the treatment of atrial fibrillation. Circ Arrhythmia Electrophysiol 2009；2：225-232. (PMID：19808472)

119) Kuck K-H, et al：Cryoballoon or radiofrequency ablation for paroxysmal atrial fibrillation. N Engl J Med 2016；374：2235-2245. (PMID：27042964)

120) Saad EB, et al：Pulmonary vein stenosis after catheter ablation of atrial fibrillation：emergence of a new clinical syndrome. Ann Intern Med 2003；138：634-638. (PMID：12693885)

121) Packer DL, et al：Clinical presentation, investigation, and management of pulmonary vein stenosis complicating ablation for atrial fibrillation. Circulation 2005；5：546-554. (PMID：15699274)

122) Hocini M, et al：Techniques, evaluation, and consequences of linear block at the left atrial roof in paroxysmal atrial fibrillation：a prospective randomized study. Circulation 2005；112：3688-3696. (PMID：16344401)

123) Jaïs P, et al：Technique and results of linear ablation at the mitral isthmus. Circulation 2004；110：2996-3002. (PMID：15520313)

124) Willems S, et al：Substrate modification combined with pulmonary vein isolation improves outcome of catheter ablation in patients with persistent atrial fibrillation：a prospective randomized comparison. Eur Heart J 2006；27：2871-2878. (PMID：16782716)

文献一覧

125) Knecht S, et al：Left atrial linear lesions are required for successful treatment of persistent atrial fibrillation. Eur Heart J 2008；29：2359-2366.（PMID：18614522）

126) Verma A, et al：Approaches to catheter ablation for persistent atrial fibrillation. N Engl J Med 2015；372：1812-1822.（PMID：25946280）

127) Patterson E, et al：Triggered firing in pulmonary veins initiated by in vitro autonomic nerve stimulation. Heart Rhythm 2005；2：624-631.（PMID：15922271）

128) Katritsis DG, et al：Autonomic denervation added to pulmonary vein isolation for paroxysmal atrial fibrillation：a randomized clinical trial. J Am Coll Cardiol 2013；24：2318-2325.（PMID：23973694）

129) Narayan SM, et al：Ablation of rotor and focal sources reduces late recurrence of atrial fibrillation compared with trigger ablation alone：extended follow-up of the CONFIRM trial（Conventional Ablation for Atrial Fibrillation With or Without Focal Impulse and Rotor Modulation）. J Am Coll Cardiol 2014；63：1761-1768.（PMID：24632280）

130) Marrouche NF, et al：Association of atrial tissue fibrosis identified by delayed enhancement MRI and atrial fibrillation catheter ablation：the DECAAF study. JAMA 2014；311：498-506.（PMID：24496537）

36 アブレーションの合併症

131) Gupta A, et al：Complications of catheter ablation of atrial fibrillation：a systematic review. Circ Arrhythm Electrophysiol 2013；6：1082-1088.（PMID：24243785）

132) Pappone C, et al：Atrio-esophageal fistula as a complication of percutaneous transcatheter ablation of atrial fibrillation. Circulation 2004；109：2724-2726.（PMID：15159294）

133) Sacher F, et al：Phrenic nerve injury after atrial fibrillation catheter ablation：characterization and outcome in a multicenter study. J Am Coll Cardiol 2006；47：2498-2503.（PMID：16781380）

134) Shah D, et al：Acute pyloric spasm and gastric hypomotility：an extracardiac adverse effect of percutaneous radiofrequency ablation for atrial fibrillation. J Am Coll Cardiol 2005；46：327-330.（PMID：16022963）

135) Gaita F, et al：Radiofrequency catheter ablation of atrial fibrillation：a cause of silent thromboembolism? Magnetic resonance imaging assessment of cerebral thromboembolism in patients undergoing ablation of atrial fibrillation. Circulation 2010；122：1667-1673.（PMID：20937975）

37 アブレーションの効果と予後

136) Tung R, et al：Catheter ablation of atrial fibrillation. Circulation 2012；126：223-229.（PMID：22777665）

137) Mont L, et al：Catheter ablation vs. antiarrhythmic drug treatment of persistent atrial fibrillation：a multicentre, randomized, controlled trial（SARA study）. Eur Heart J

2014 ; 35 : 501-507.（PMID：24135832）

138) Mun HS, et al：Does additional linear ablation after circumferential pulmonary vein isolation improve clinical outcome in patients with paroxysmal atrial fibrillation? Prospective randomised study. Heart 2012 ; 98 : 480-484.（PMID：22285969）

139) Verma A, et al：Approaches to catheter ablation for persistent atrial fibrillation. N Engl J Med 2015 ; 372 : 1812-1822.（PMID：25946280）

140) Weerasooriya R, et al：Catheter ablation for atrial fibrillation：are results maintained at 5 years of follow-up? J Am Coll Cardiol 2011 ; 57 : 160-166.（PMID：21211687）

141) Bunch TJ, et al： Patients treated with catheter ablation for atrial fibrillation have long-term rates of death, stroke, and dementia similar to patients without atrial fibrillation. J Cardiovasc Electrophysiol 2011 ; 22 : 839-845.（PMID：21410581）

142) Bunch TJ, et al：Atrial fibrillation ablation patients have long-term stroke rates similar to patients without atrial fibrillation regardless of CHADS$_2$ score. Heart Rhythm 2013 ; 10 : 1272-1277.（PMID：23835257）

143) Ghanbari H, et al：Mortality and cerebrovascular events after radiofrequency catheter ablation of atrial fibrillation. Heart Rhythm 2014 ; 11 : 1503-1511.（PMID：24813379）

コラム2　DAPT＋抗凝固薬3剤併用時は出血リスクをしっかり考慮

144) ACTIVE Writing Group of the ACTIVE Investigators, et al：Clopidogrel plus aspirin versus oral anticoagulation for atrial fibrillation in the Atrial fibrillation Clopidogrel Trial with Irbesartan for prevention of Vascular Events（ACTIVE W）：a randomised controlled trial. Lancet 2006 ; 367 : 1903-1912.（PMID：16765759）

コラム3　ワルファリンナイーブと抵抗性

145) Kimmel SE, et al：A pharmacogenetic versus a clinical algorithm for warfarin dosing. N Engl J Med 2013 ; 369 : 2283-2293.（PMID：24251361）

146) Pirmohamed M, et al：Randomized trial of genotype-guided dosing of warfarin. N Engl J Med 2013 ; 369 : 2294-2303.（PMID：24251363）

コラム4　透析例での抗凝固療法（透析例では抗凝固療法は原則行わない）

147) Shah M, et al：Warfarin use and the risk for stroke and bleeding in patients with atrial fibrillation undergoing dialysis. Circulation 2014 ; 129 : 1196-1203.（PMID：24452752）

148) 社団法人日本透析医学会：血液透析患者における心血管合併症の評価と治療に関するガイドライン．透析会誌 2011 ; 44 : 337-425.

- Winkelmayer WC, et al：Effectiveness and safety of warfarin initiation in older hemodialysis patients with incident atrial fibrillation. Clin J Am Soc Nephrol 2011 ; 6 : 2662-2668.（PMID：21959598）

コラム6　心拍数コントロールとリズムコントロール

149) Hohnloser SH, et al：Rhythm or rate control in atrial fibrillation--Pharmacological In-

tervention in Atrial Fibrillation (PIAF)：a randomised trial. Lancet 2000；356：1789-1794.（PMID：11117910）

150）Wyse DG, et al：A comparison of rate control and rhythm control in patients with atrial fibrillation. N Engl J Med 2002；347：1825-1833.（PMID：12466506）

151）Van Gelder IC, et al：A comparison of rate control and rhythm control in patients with recurrent persistent atrial fibrillation. N Engl J Med 2002；347：1834-1840.（PMID：12466507）

152）Carlsson J, et al：Randomized trial of rate-control versus rhythm-control in persistent atrial fibrillation：the Strategies of Treatment of Atrial Fibrillation (STAF) study. J Am Coll Cardiol 2003；41：1690-1696.（PMID：12767648）

153）Opolski G, et al：Rate control vs rhythm control in patients with nonvalvular persistent atrial fibrillation：the results of the Polish How to Treat Chronic Atrial Fibrillation (HOT CAFE) Study. Chest 2004；2：476-486.（PMID：15302734）

154）Roy D, et al：Rhythm control versus rate control for atrial fibrillation and heart failure. N Engl J Med 2008；358：2667-2677.（PMID：18565859）

コラム 7　抗不整脈薬の意義

155）Ogawa S, et al：Optimal treatment strategy for patients with paroxysmal atrial fibrillation：J-RHYTHM Study. Circ J 2009；73：242-248.（PMID：19060419）

コラム 8　アミオダロン

156）Deedwania PC, et al：Spontaneous conversion and maintenance of sinus rhythm by amiodarone in patients with heart failure and atrial fibrillation：observations from the veterans affairs congestive heart failure survival trial of antiarrhythmic therapy (CHF-STAT). Circulation 1998；98：2574-2579.（PMID：9843465）

157）Roy D, et al：Amiodarone to prevent recurrence of atrial fibrillation：Canadian Trial of Atrial Fibrillation Investigators. N Engl J Med 2000；342：913-920.（PMID：10738049）

158）心房細動治療（薬物）ガイドライン（2013年改訂版）. http://www.j-circ.or.jp/guideline/pdf/JCS2013_inoue_h.pdf
- Singh BN, et al：Amiodarone versus sotalol for atrial fibrillation. N Engl J Med 2005；352：1861-1872.（PMID：15872201）

コラム 9　重大な出血への対処

159）Dentali F, et al：Safety of prothrombin complex concentrates for rapid anticoagulation reversal of vitamin K antagonists：a meta-analysis. Thromb Haemost 2011；106：429-438.（PMID：21800002）

160）Ansell J, et al：Pharmacology and management of the vitamin K antagonists：American College of Chest Physicians Evidence-Based Clinical Practice Guidelines (8th Edition). Chest 2008；133：160-198.（PMID：18574265）

161）Glund S, et al：Restarting dabigatran etexilate 24h after reversal with idarucizumab and redosing idarucizumab in healthy volunteers. J Am coll Cardiol 2016 ; 67 : 1654-1656. (PMID : 27150693)

162) Getta B, et al : Intermittent haemodialysis and continuous veno-venous dialysis are effective in mitigating major bleeding due to dabigatran. Br J Haematol 2015 ; 169 : 603-604. (PMID : 25425051)

163) Chai-Adisaksopha C, et al : Hemodialysis for the treatment of dabigatran-associated bleeding : a case report and systematic review. J Thromb Haemost 2015 ; 10 : 1790-1798. (PMID : 26270886)

164) Stangier J, et al : Influence of renal impairment on the pharmacokinetics and pharmacodynamics of oral dabigatran etexilate : an open-label, parallel-group, single-centre study. Clin Pharmacokinet 2010 ; 49 : 259-268. (PMID : 20214409)

165) Siegal DM, et al : Acute management of bleeding in patients on novel oral anticoagulants. Eur Heart J 2013 ; 34 : 489-500. (PMID : 23220847)

166) Savelieva I, et al : Practical considerations for using novel oral anticoagulants in patients with atrial fibrillation. Clin Cardiol 2014 ; 1 : 32-47. (PMID : 24254991)

167) Niessner A, et al : Reversal strategies for non-vitamin K antagonist oral anticoagulants : a critical appraisal of available evidence and recommendations for clinical management-a joint position paper of the European Society of Cardiology Working Group on Cardiovascular Pharmacotherapy and European Society of Cardiology Working Group on Thrombosis. Eur Heart J 2015 ; doi : 10.1093/eurheartj/ehv676. (PMID : 26705385)

コラム 10 左心耳閉鎖デバイス

168) Zabalgoitia M, et al : Transesophageal echocardiographic correlates of clinical risk of thromboembolism in nonvalvular atrial fibrillation. J Am Coll Cardiol 1998 ; 31 : 1622-1626. (PMID : 9626843)

169) Klein AL, et al : Use of transesophageal echocardiography to guide cardioversion in patients with atrial fibrillation. N Engl J Med 2001 ; 344 : 1411-1420. (PMID : 11346805)

170) Blackshear JL, et al : Appendage obliteration to reduce stroke in cardiac surgical patients with atrial fibrillation. Ann Thorac Surg 1996 ; 61 : 755-759. (PMID : 8572814)

171) Cox JL : Cardiac surgery for arrhythmias. J Cardiovasc Electrophysiol 2004 ; 15 : 250-262. (PMID : 15028063)

172) Holmes DR, et al : Percutaneous closure of the left atrial appendage versus warfarin therapy for prevention of stroke in patients with atrial fibrillation : a randomised non-inferiority trial. Lancet 2009 ; 374 : 534-542. (PMID : 19683639)

173) Holmes DR Jr, et al : Prospective randomized evaluation of the Watchman Left Atrial Appendage Closure device in patients with atrial fibrillation versus long-term warfarin therapy : the PREVAIL trial. J Am Coll Cardiol 2014 ; 64 : 1-12. (PMID : 24998121)

▼▼▼ あとがき

　医学書なら医学書らしく，そのまま参考書として書いてくれればいいんだよ．何をふざけた内容にしているのだ．そんな声が聞こえてきそうです．

　従来，医学書は過去に得られた知識を伝える媒体でしかありませんでした．最近になり，イラストや漫画をふんだんに用いたり，ビデオなど動画を使ってこれまでとは異なったアプローチで難解な知識をより分かりやすく伝えようとする試みがなされるようになってきました．ただ，医療は患者さんが相手ですから，本当の意味で患者サイドに立ち，訴えてくる声とそこから伝わる思いを介入選択の参考にすることが大切です．従来の媒体が適切に介入しようとする手助けを十分にしてくれたかと言われれば十分ではなかったかもしれません．

　本書に登場するお酒をこよなく愛す男性，もちろん架空の人物です．ただ，彼の一言一言は私が今まで外来や病棟で多くの患者さんやそのご家族と話す中で実際に聞こえてきたものです．私たちと違い，一般の方は素人ですから，些細なことに不安をおぼえるものですし，それが最後まで尾を引いて適切な治療介入の支障になることもあります．患者とはいつ，どんな時でも不安なものですし，テレビを見ても，雑誌を見ても病気の特集があると他人事とは思えなくなるものなのです．患者の不安を少しでも和らげるのが私たちの仕事なら，その声に真摯に向き合うことが必要ですし，学問として得られた知識をより分かりやすく的確に伝えることが私たちに与えられた使命のように思うのです．

　小説風に書かれた患者の声はいかがでしたか？　読むに値しないと思った方もいると思います．でも，これが患者の本音なんです．我々がくだらないと感じていることが，実は彼らにとってはとても大切なことだったりするのです．医療者は患者とともに歩むべき存在であり，時に適切な方向へ導くためにいるのなら，彼らの声を無視はできないと思うのです．この本を通じて，患者の声に少しでも寄り添い，向き合っていただければ幸いです．

　本書に出てくる酒場は実在のものです．私が過去通った気の利いたお店ばかりです．そして，この異形の本が世に出たら，三輪書店社長青山智氏，編集部の佐々木理智氏を誘ってそのどこかの暖簾をくぐろうと思っています．

●著者
西原崇創
にしはらしゅうぞう

聖路加国際病院レジデント，チーフレジデント，循環器内科および感染症科研修後，駿河台日本大学病院，川口市立医療センター，聖路加国際病院循環器内科勤務を経て，フリーランスへ転向．富士重工業健保太田記念病院，手稲渓仁会病院，徳之島宮上病院等を掛け持ちながら，若手医師の育成に力を注ぐ．現在は東京医科大学八王子医療センター循環器内科勤務．専門は不整脈治療であるが，今後の医療を担う研修医やコメディカルスタッフの教育を最重要課題としている．

著書に『そこが知りたい！感染症一刀両断（三輪書店）』，『これであなたも免許皆伝！ドクターこばどんの感染症道場（編著，三輪書店）』，『内科レジデントアトラス（編著，医学書院）』など．

患者の声から理解する
心房細動診療の見方・考え方

発　行	2016年11月25日　第1版第1刷 ⓒ
著　者	西原崇創
	にしはらしゅうぞう
発行者	青山　智
発行所	株式会社 三輪書店
	〒113-0033　東京都文京区本郷6-17-9　本郷綱ビル
	TEL 03-3816-7796　FAX 03-3816-7756
	http://www.miwapubl.com/

装丁・本文デザイン・組版　臼井弘志（公和図書デザイン室）
印刷所　シナノ印刷株式会社

本書の内容の無断複写・複製・転載は著作権・出版権の侵害となることがありますので，ご注意ください．

ISBN978-4-89590-582-4 C3047

JCOPY ＜（社）出版者著作権管理機構　委託出版物＞
本書の無断複製は著作権法上での例外を除き禁じられています．
複製される場合は，そのつど事前に，（社）出版者著作権管理機構（電話03-3513-6969，FAX 03-3513-6979，e-mail：info@jcopy.or.jp）の許諾を得てください．